1万人を治療した睡眠の名医が教える

誰でも簡単にぐっすり眠れるようになる方法

睡眠専門医
白濱龍太郎

アスコム

1日3分の「ぐっすりストレッチ」が
眠りの悩みをすべて解消します

はじめに

みなさんこんにちは、睡眠の専門医の白濱龍太郎です。

私は今まで、1万人を超える方々の、睡眠に関する治療を行ってきました。

「眠れない」「夜中に何度も目が覚める」「寝ても疲れが取れない」などの患者さんも

といった深刻な悩みを抱えています。

そんな患者さんたちと接するなかで、「不眠の症状は前からあったはずなのに、なぜ、重症化するまでほっておいたのだろうか」という疑問が浮かびました。

さっそく患者さんに聞いてみたところ、「本を読んだりネットで調べたりしたけれど、あまりにもいろいろな対策法が書かれていて、どれをすればいいのかわからなかった」「忙しくてできなかった」という意見が多く出ました。

たしかに、私がこれまで書いたものも含め、多くの睡眠本やウェブ記事には「夜10

時には寝る」「寝る2時間前に、30～40分運動をする」「電車のなかでは寝ない」など、「よく眠るための約束事」がたくさん書かれています。

「たとえ睡眠にとっていいことでも、あまりにもやらなければいけないことが多いと、『無理』という気持ちになる」「これまでの提案は、現代人にとっては実行が難しい」ということに、私はこのとき初めて気づきました。

どんなに優れた提案でも、「実践できない」と思われてしまったら意味がありません。

そこで、**できるだけ簡単に、誰もが「やってみよう」と思えるような提案はできないかと思い、考案したのが、本書のＰＡＲＴ１で紹介している「ぐっすりストレッチ」です**（ストレッチのやり方を私が紹介した動画を、購入者限定特典として公開しています。詳しくは、本書の最終ページをご覧ください）。

実際にモニターの方に試していただいたところ、次のような結果が出ました。

〈77歳　男性〉

悩み

Before

- ふとんに入っても眠るまで2時間かかる
- 寝足りないのに、朝早く目が覚めて体もつらい

「ぐっすりストレッチ」を1週間続けると

こんな効果が！

After

- ふとんに入って10～15分で眠りに落ちるようになった
- 起きたい時間までぐっすり眠れる
- 朝から活動的に動けるようになった

〈39歳 女性（会社員）〉

悩み

Before

・毎晩6回は途中で目が覚める
・日中、強い眠気に襲われ、事務仕事がはかどらない

「ぐっすりストレッチ」を1週間続けると

←

こんな効果が！

After

・起きるのが2回に減った
・昼間もあまり眠気がやってこず、仕事の効率もアップ
・足の指先の冷えが改善してきたように感じた

みなさん、「夜中に目が覚めなくなった」「寝つきがよくなった」「昼間に眠くなることがなくなった」など、効果が出ていることがおわかりいただけると思います。

また、モニターさんからは「足のむくみが取れた」「耳鳴りが治った」という声も聞かれました。

睡眠時間が多くても「深睡眠」がとれていないと意味がない

では、そもそもぐっすり眠れるというのは、どのような状態をいうのでしょうか。

詳しくは後から説明しますが、結論からいうと、「深睡眠（徐波睡眠）」がよくとれている状態のことです。

深睡眠の間は、途中で目が覚めにくく、また脳内に蓄積されたアミロイドβタンパク質などの疲労物質の除去や、体の機能を修繕させたり、免疫力を高めたりする成長ホルモンの分泌が、もっとも盛んに行われます。

そのため、この時間が多いほど、疲れが取れ病気になりにくい体になります。

つまり、**ぐっすり眠れる＝深睡眠がしっかりとれる＝疲れにくく健康になる、**といえるのです。

睡眠には、大きく分けて「レム睡眠」と「ノンレム睡眠」のふたつがあります。

人間が眠りにつくと、まずレム睡眠が始まり、次にノンレム睡眠が訪れ、再びレム睡眠に戻る。この繰り返しが約90～120分間隔でおきます。

レム睡眠は、眠りに入った直前や起きる間際のうとうと眠っているような状態で、よく「浅い睡眠」といわれます。

その間、筋肉はゆるみ、体は休息状態に入りますが、脳は覚醒に近い状態にあり、1日にあったできごとや学習したことを整理して、記憶という形で固定するという作業を行います。

一方、ノンレム睡眠は、深い睡眠です。

起こそうとして体を揺すってもなかなか起きません。

このときは、脳と体の両方が休息状態に入っています。

ノンレム睡眠は、脳と体を休める貴重な時間です。

そして、ノンレム睡眠は、眠りの深さによって1～3のステージに分かれており、なかでもステージ3のもっとも深い眠りが深睡眠なのです。

眠って4時間以内に「深睡眠」を2回以上とれるかが、カギ

ただ、この深睡眠は、眠りについてから4時間以内に多く発生し、時間が経つにつれ、深睡眠の時間は短くなっていくように体のリズムができています。

レム睡眠とノンレム睡眠は約90～120分間隔で一巡するので、4時間の間に、ノンレム睡眠が起きる回数は、2～3回です。

短くてもぐっすり眠れる人は、その睡眠がよいかどうかは別にして、眠ってから4時間以内に、深睡眠が2回以上、しかも長い時間きちんと訪れているのではないかと想像できます。

つまり、

ぐっすり眠るためには、
眠りについてから4時間以内に、
深睡眠を2回以上とることが必要

ということなのです。

ぐっすり眠れたかどうかは、朝の脈拍でわかる

ただ、深睡眠を眠りについてから4時間以内にしっかりとれたかどうかは、本格的な機械で計測しなければならず、個人で調べることができません。

最近は、睡眠の質を測るアプリや家庭用の器具もいろいろとありますが、それではなかなか正確な数値は出ないといえるでしょう。

また、「すぐに眠れる」「睡眠を6～8時間しっかりとっている」という人でも、ぐっすり眠れているとは限らず、いわゆる**隠れ不眠**の方は非常に多くいます。

ぐっすり眠れているかどうかのひとつの目安となるのが、日中の状態です。

次に挙げるような状態が毎日続いているようなら、十分に深睡眠がとれていない可能性が高いので気をつけてください。

・電車の座席に座ると、居眠りをしてしまう
・昼食後に必ず眠くなる
・コーヒーや栄養ドリンクを飲んだり、ガムをかんだり、タバコを吸ったりしないと、頭や体をシャキッと保つことができない
・運転中、信号待ちなどの際に、ふっと眠気に襲われることが頻繁にある
・毎晩ふとんに入ると、バタンキューで寝落ちしてしまう

「バタンキューで寝落ちする」のはよさそうに思われますが、実は眠りが足りておらず、脳がほとんど気絶しているような状態で眠りに入っているだけです。

その場合、寝入りはいいかもしれませんが、2回目の深睡眠がとれていない可能性が高いのです。

ちなみに、**ふとんに入ってから大体10～15分で眠りに入るのが、よい睡眠**だといわれています。

もうひとつ、**睡眠の質の良し悪しを知る簡単な方法があります。それは、脈拍を測ることです。**

目が覚め、寝たままの状態で、手首の血管が浮き出ている部分に人差し指と中指をぐっと押し当て、脈の回数を測ってください。

ぐっすり眠れているときは、いつもより、脈の回数が少なくなっているはずです。

「深部体温」と「自律神経」のダブル効果で、脳と体に〝最高の休息〟を与える

この本で私が提案する「ぐっすりストレッチ」は、もっとも眠りが深い、ノンレム睡眠の3ステージ目にできるだけ早くたどり着き、眠りについてから4時間以内に2回以上深睡眠が訪れるようにするものです。

PART2で詳しくお話ししますが、このストレッチは、「内臓など、体の深い部

分の体温（深部体温）が下がると、眠気が起きる」「副交感神経の働きが優位になり、体がリラックス状態になると、眠気が起きる」という体の特徴を利用したものです。
「ぐっすりストレッチ」では、まず一度、深部体温を上げるためのストレッチを行い、次に深部体温を下げ、副交感神経を優位にするためのストレッチを行います。

いずれも、「首の後ろにシャワーをあてながらマッサージする」「腕をまわす」「足首に力を入れたりゆるめたりする」など、特別な道具がいらず、誰にでもできるものばかりです。

たったの3分、簡単な動作をするだけで、質のよい睡眠がとれ、健康な体が手に入る「ぐっすりストレッチ」。
まずは1週間、試してみてください。

はじめに 002
睡眠時間が多くても「深睡眠」がとれていないと意味がない 006
眠って4時間以内に「深睡眠」を2回以上とれるかが、カギ 008
ぐっすり眠れたかどうかは、朝の脈拍でわかる 010
「深部体温」と「自律神経」のダブル効果で、脳と体に〝最高の休息〟を与える 012
PART 1 すぐに眠れて朝まで起きない「ぐっすりストレッチ」のやり方 017
PART 2 「ぐっすりストレッチ」であなたの睡眠が大きく変わる 033
「よく眠れない」「寝ても疲れが取れない」は〝深睡眠不足〟が原因だった 034
「ぐっすりストレッチ」で「深睡眠」をしっかりとれば目覚め爽快！ 040

体温が下がると眠くなることを利用して眠気を導き、寝つきを改善 048
深呼吸でリラックス。気持ちよく眠りに入り、疲れをリセット 058
ストレッチを続けていれば、「睡眠の質」はどんどん上がる 062

PART 3
「ぐっすりストレッチ」で久しぶりによく眠れた！ 体験談 067

PART 4
質の高い睡眠で生活習慣病を予防し、病気に負けない体をつくる 079

免疫力を上げて、三大疾患「がん」「心筋梗塞」「脳卒中」を防ぐ 080
生活習慣病のもと「血圧」「血糖値」「コレステロール」の値を改善する 088
忘れっぽい自分とサヨナラし「認知症」を予防する 100
ホルモンバランスを整え、「健康で若々しい体」を手に入れる 106
基礎代謝を上げ、「内臓脂肪」がつきにくい体質に 112

ぐっすり睡眠でストレス解消！　心の健康を手に入れる　118

PART 5 さらにぐっすり眠るための8つの裏技

125

邦楽で起きれば気持ちいい目覚めが待っている　126
幸せな眠りを運んできてくれるのは、朝の一杯の味噌汁　130
眠りを妨げる「眼精疲労」は温かい蒸しタオルで解消　136
コーヒーとアイマスクで「睡眠負債」を返済　140
手足が冷たくて眠れないときこそ、湯たんぽは使わない　150
枕を変えれば、体のコリも睡眠も改善する　158
無呼吸症候群、いびきは、テープを貼るだけで解決できる　166
行動の「パターン化」で子どもも大人も寝つきがよくなる　174

おわりに　180

PART
1

すぐに眠れて朝まで起きない「ぐっすりストレッチ」のやり方

「ぐっすりストレッチ」はその名の通り、
誰でもぐっすり眠れるようになるストレッチ。
入浴時、ふとんに入る直前、ふとんに入ってから、
それぞれ1分間、簡単なストレッチを行うことで、
驚くほど睡眠の質が変わっていきます。

たった3つのストレッチをするだけ！

深〜い睡眠を導く「ぐっすりストレッチ」はこちら

Step 1

入浴時（寝る1〜2時間前がベスト！）

深い眠りのための準備運動
深部体温を上げよう！

1分間 首もみストレッチ

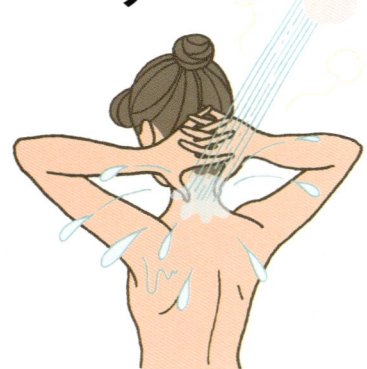

Step 2

ふとんに入る直前

深部体温をさらにUP!
眠り支度はこれで万全

1分間 腕まわしストレッチ

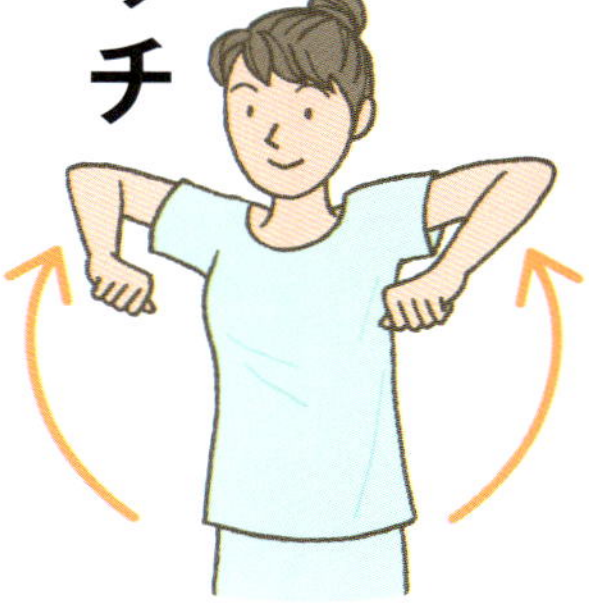

Step 3

ふとんに入ってから

副交感神経を高めリラックス
ここで深部体温を下げ、眠気を誘う

1分間 足首曲げ深呼吸

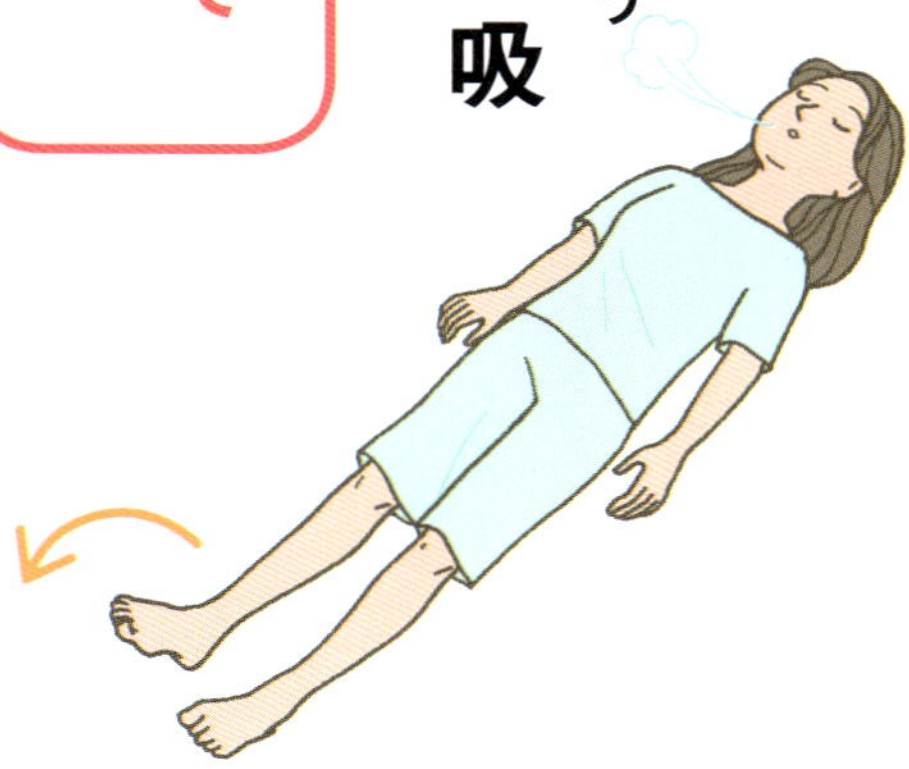

3分だけ! しかも1週間で
眠りが劇的に変化する

Step 1

深い眠りのための準備運動
深部体温を上げよう!

1分間 首もみストレッチ

1

シャワーを首の後ろにあてて首の筋肉と血管を温める

シャワーを固定し、ほんの少しだけ熱めのお湯を首の後ろにあてる。血管が集まっている首を温めることで、深部体温が上がる。

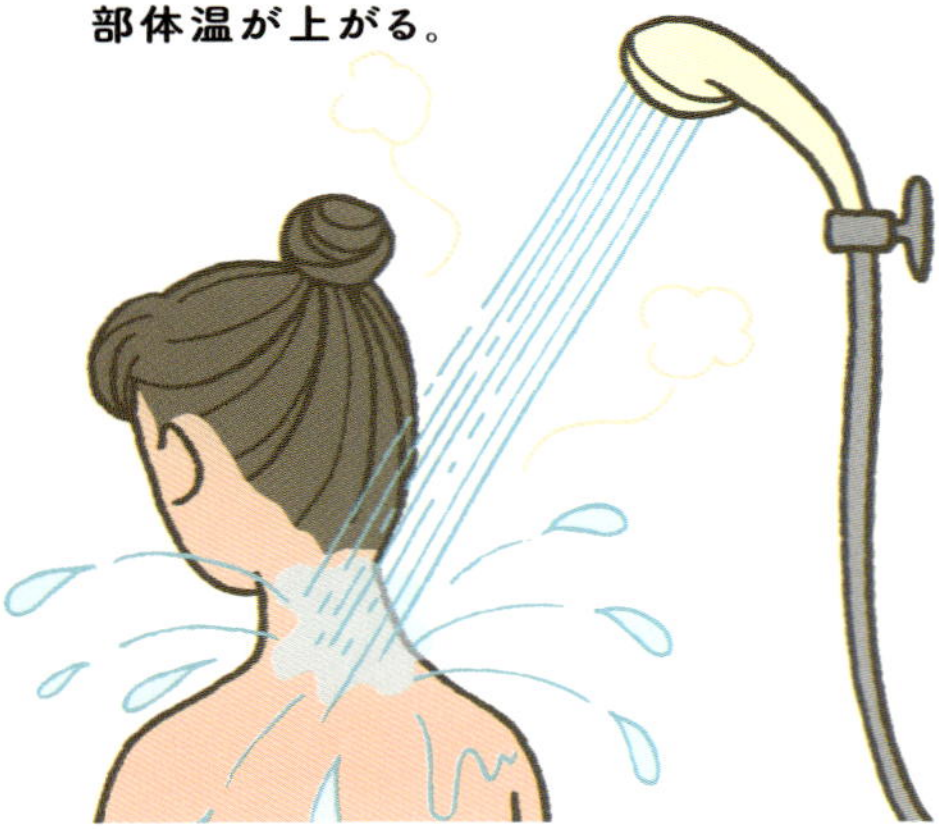

2

親指以外の指を組む

これで首をもむ準備は完了!

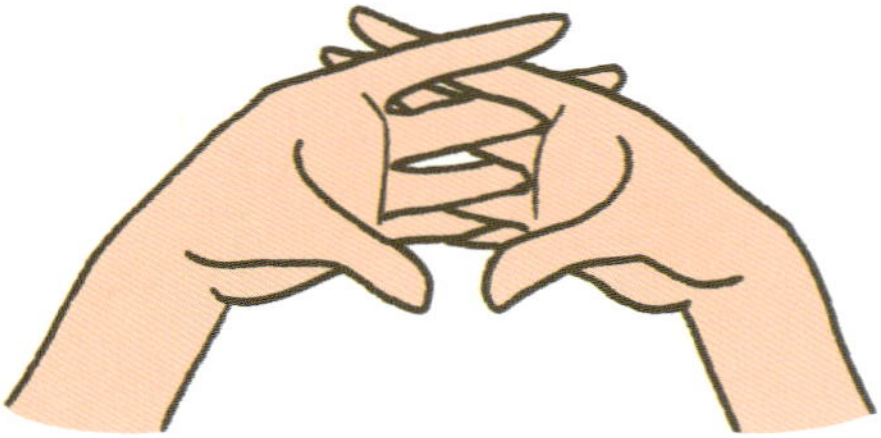

3

首の横のくぼみを親指で軽くつまみ手を上下にゆっくりと動かす

シャワーはあてたまま。首のコリを解消することで、血行を促進し、深部体温が上がりやすくなる。

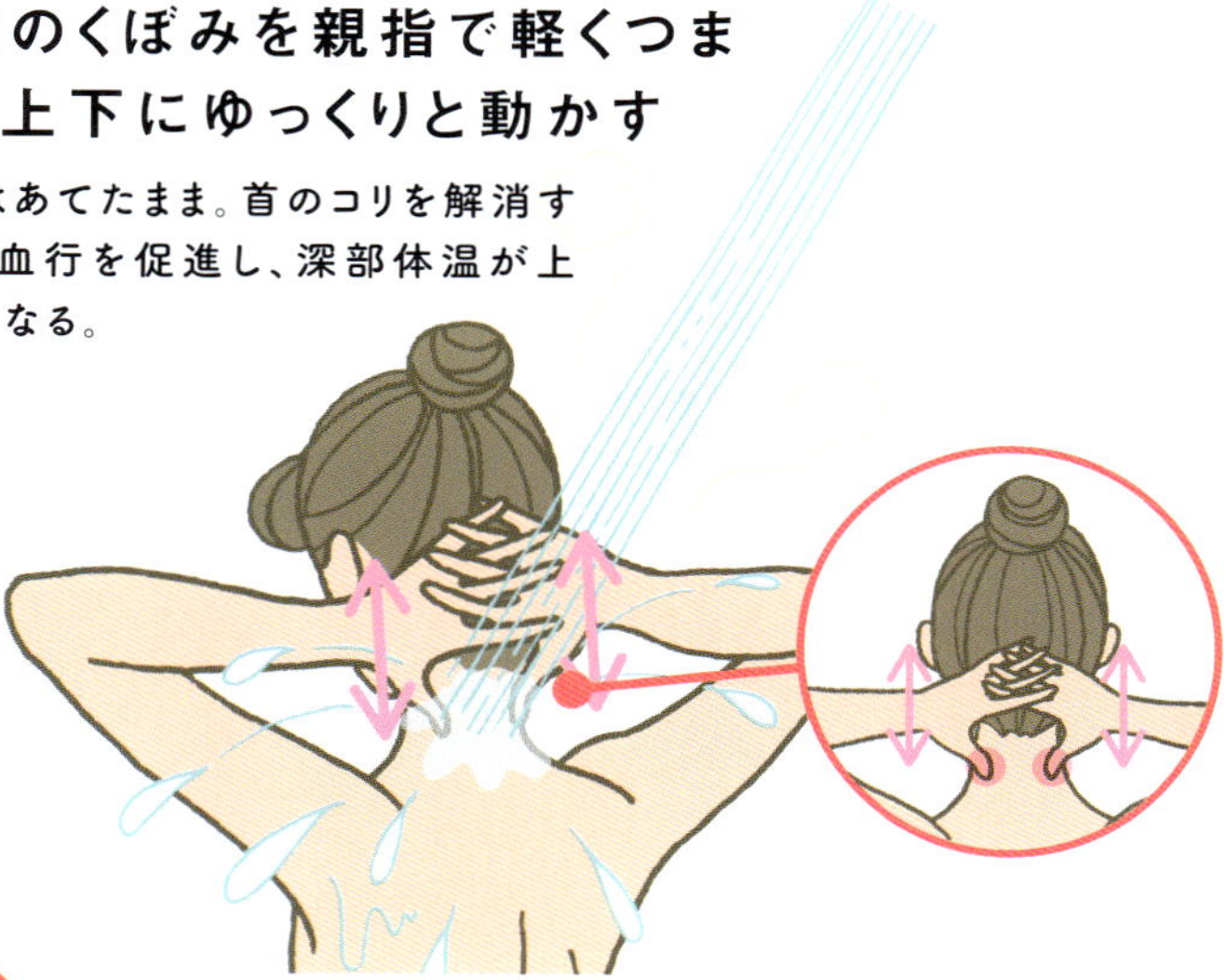

ここでのポイント

- あくまで優しく！　首を強くつまんだり激しく動かしたりすると逆効果です。
- のぼせや立ちくらみなどがあった場合は、ただちに中止してください。
- シャワーが苦手だという人は湯船につかって行ってもOK！

Step 2

深部体温をさらにUP！
眠り支度はこれで万全

1分間 腕まわしストレッチ

1

腕を曲げ、脇を開いて ひじを上にあげる

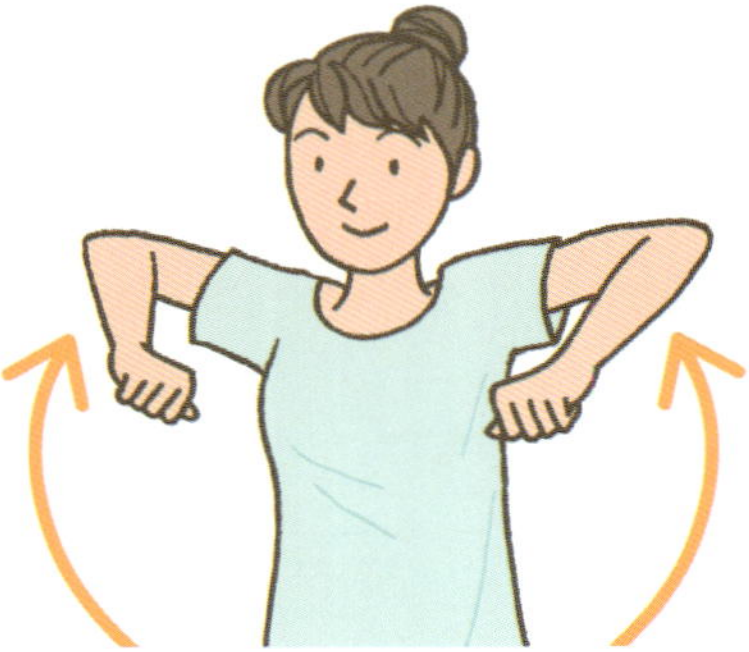

2

腕をそのまま後ろに 向かって大きくゆっくり ぐるりとまわす

肩甲骨を寄せるようなイメージで！

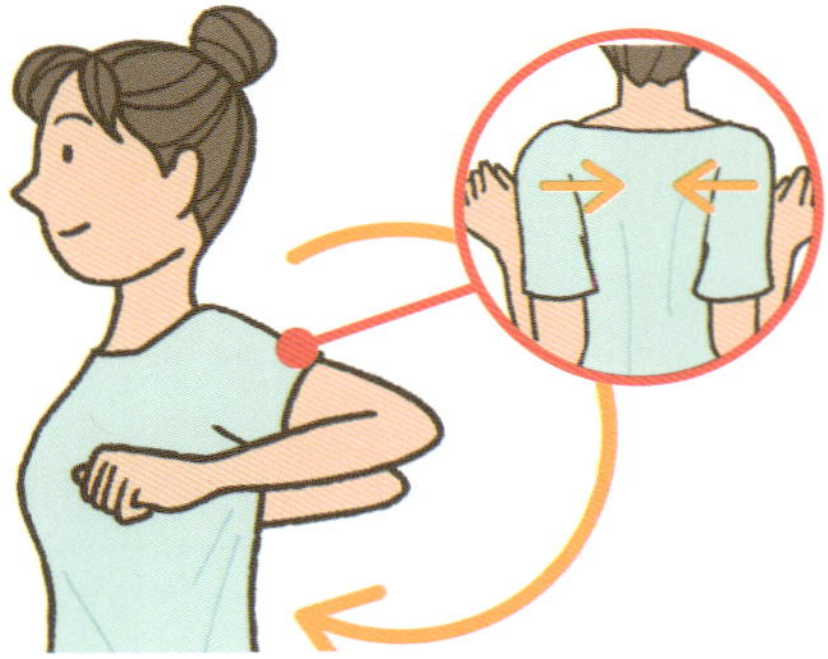

3

ひじが体の前にきたら手を組み、前方に腕を伸ばす

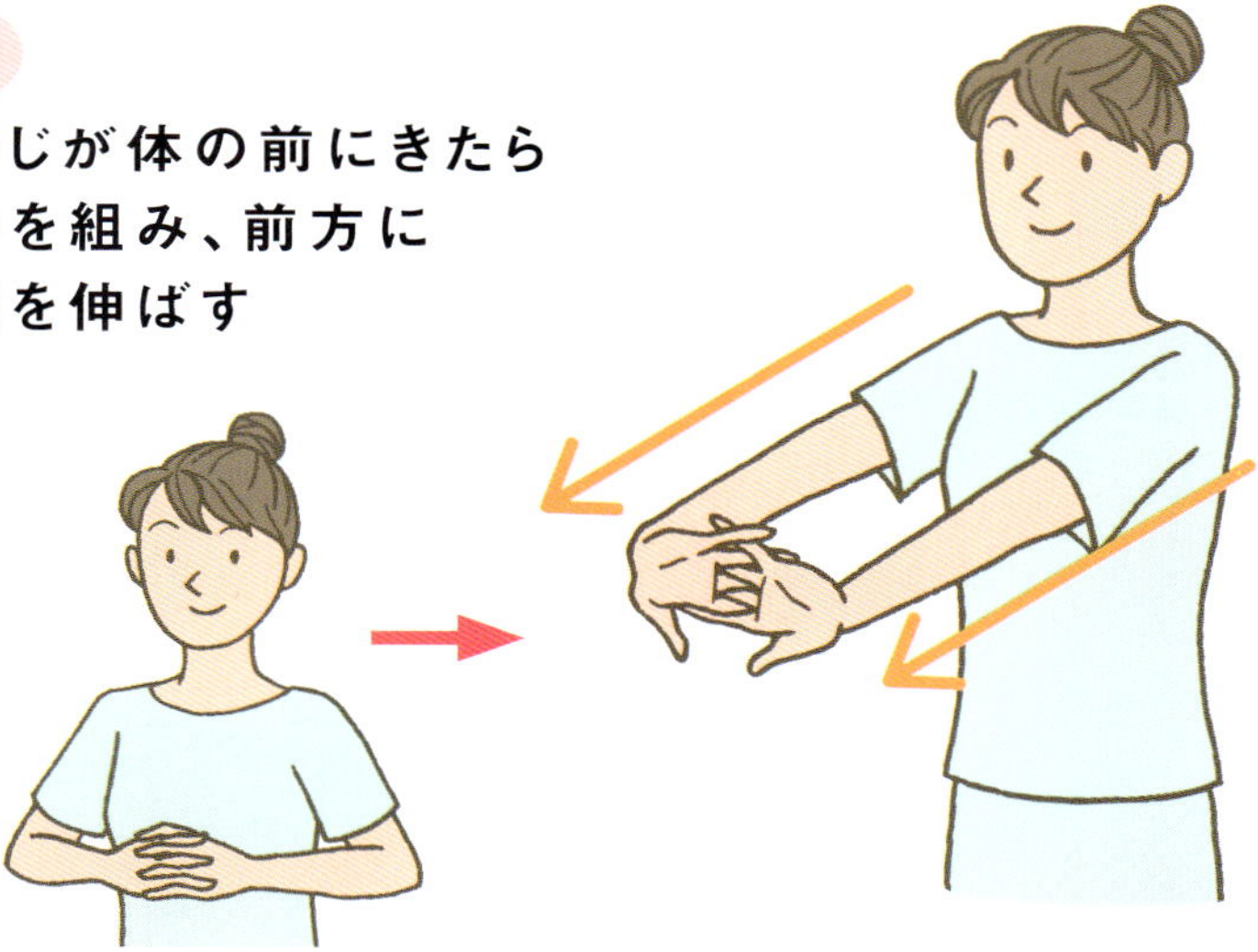

4

そのまま頭の上までもってきてぐっと伸ばす

2秒間ぐらいは伸ばしたままキープ。二の腕の筋肉も伸びて気持ちいい！ここまでが1回。一度手を下ろす。

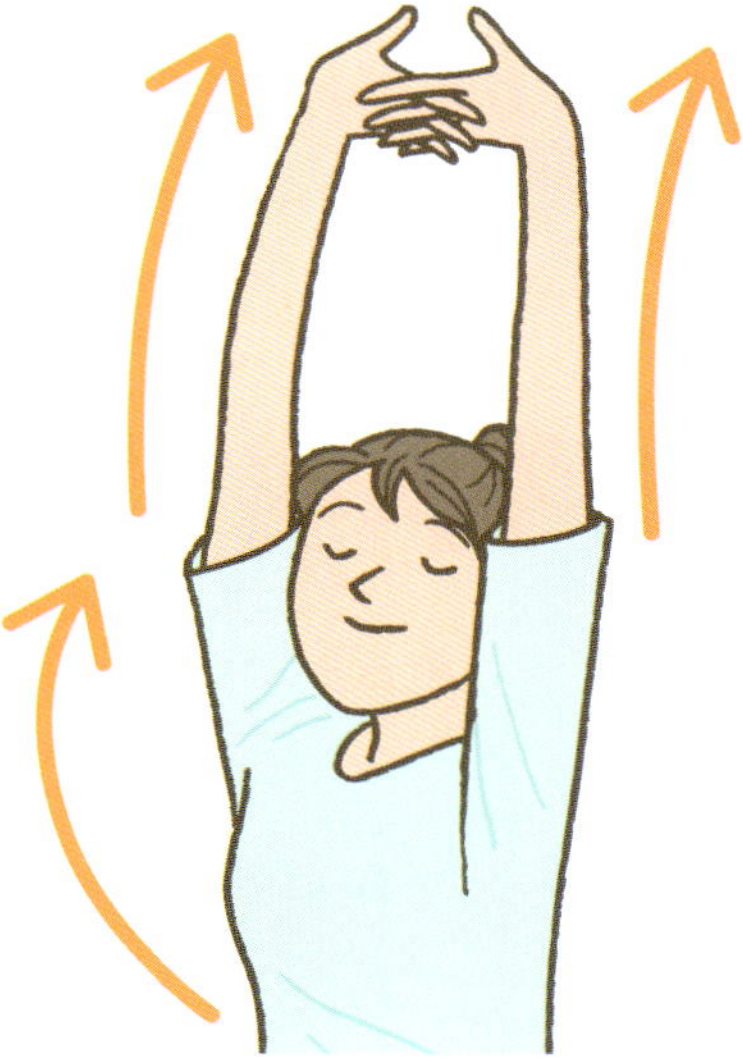

5

また、ひじを曲げ、後ろにまわす

①〜④の流れを1分間に、
5〜6回、ゆっくりと行ってください。

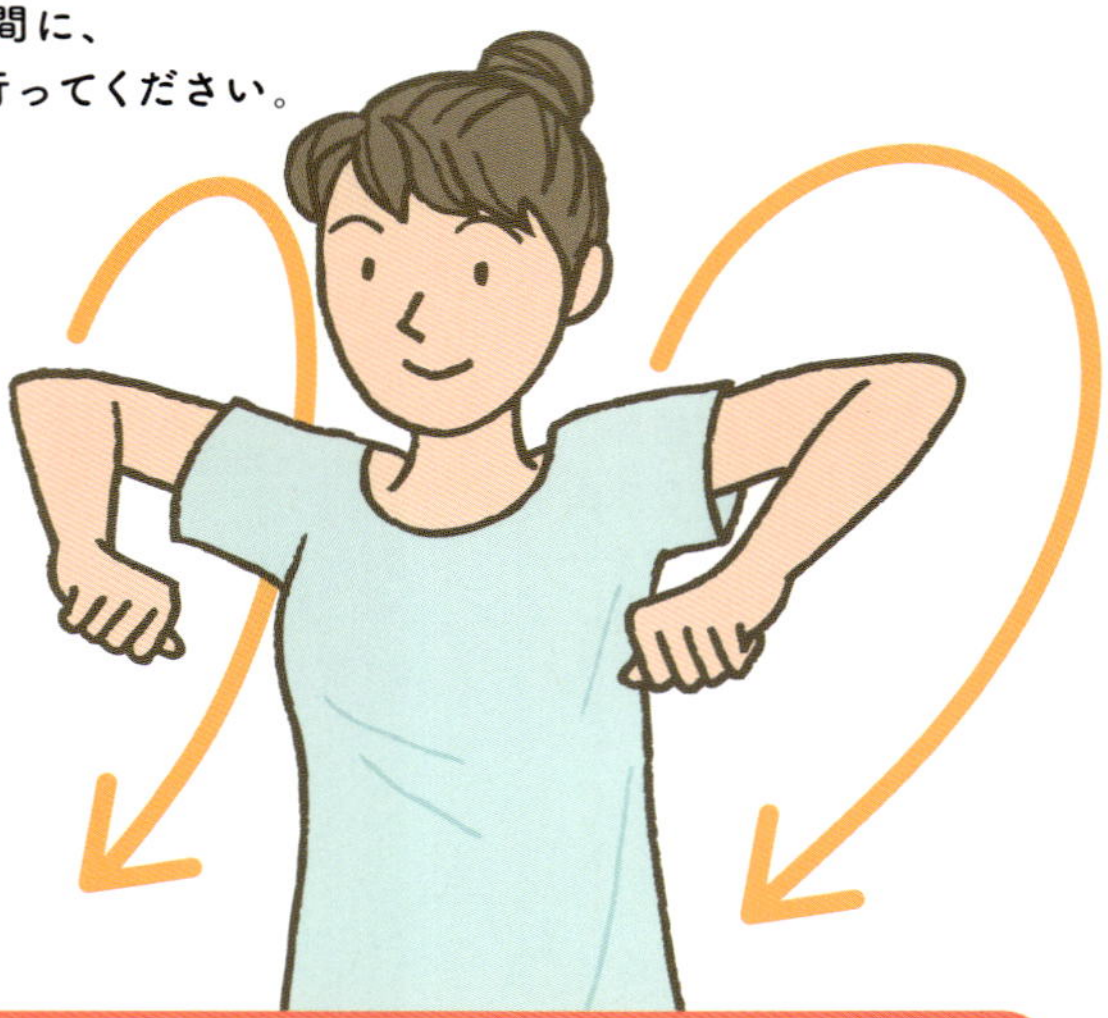

ここでの
ポイント

・寝る準備を整え、部屋の明かりを消してから行いましょう。

・ひじがあまり上がらない方は、肩甲骨を意識しながらできる範囲でまわしましょう。

・腕を上に伸ばすのが難しいという方はぐるぐるまわすだけでもOKです。

Q.

なぜ腕まわしストレッチをするの？

A.
肩甲骨、腕には、深部体温を上げてくれる褐色脂肪細胞が多く存在します。ここをストレッチし刺激することで、深部体温を上げるのです。

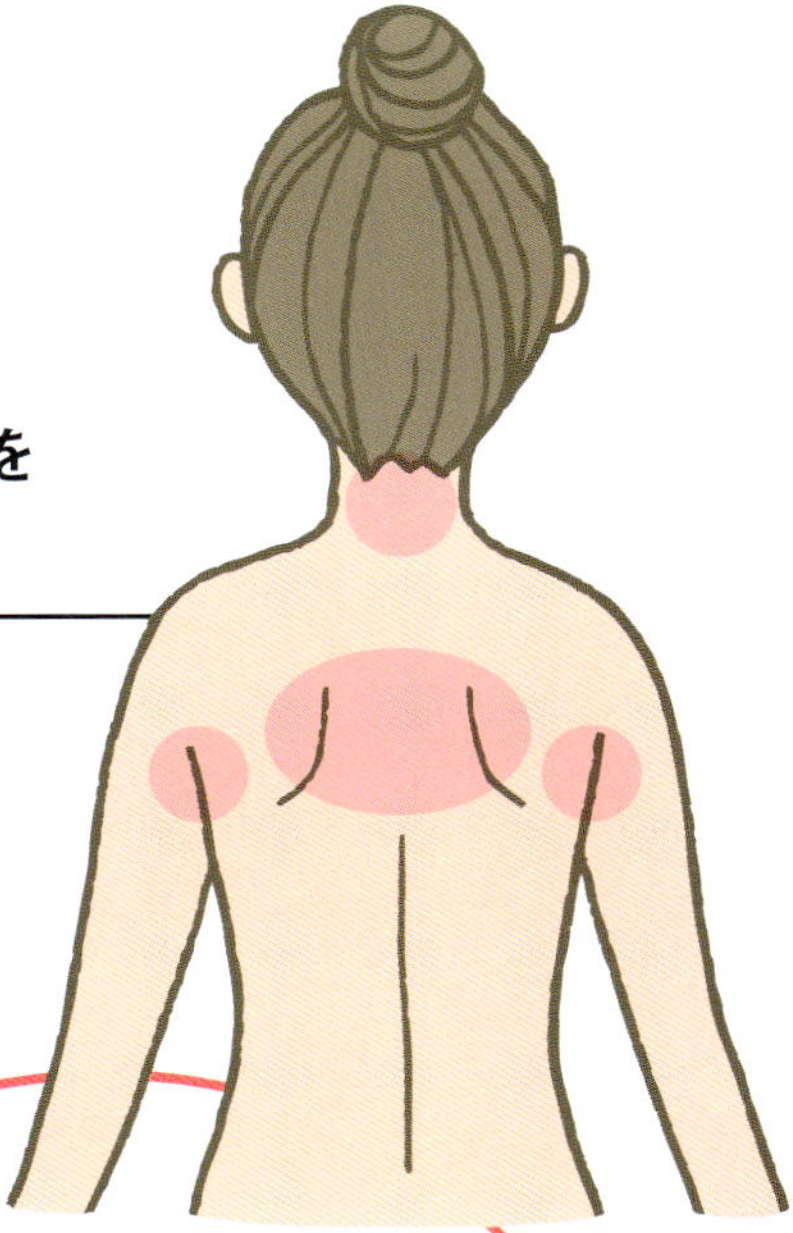

深部体温を上げるとこんなメリットが

- 便秘が解消される
- 冷え性に強くなる
- ストレスに強くなる
- 免疫力が上がり病気に強い身体に
- やせやすく太りにくくなる
- シミや肌荒れが解消
- 肩がコリにくくなる

Step 3

1分間 足首曲げ深呼吸

副交感神経を高めリラックス
ここで深部体温を下げ、眠気を誘う

1

鼻からゆっくりと息を吸い、足首を体側に曲げる

3秒くらいかけて
ゆっくりと大きく息を
吸い込むと同時に、
足首を手前にぐっと
曲げる。

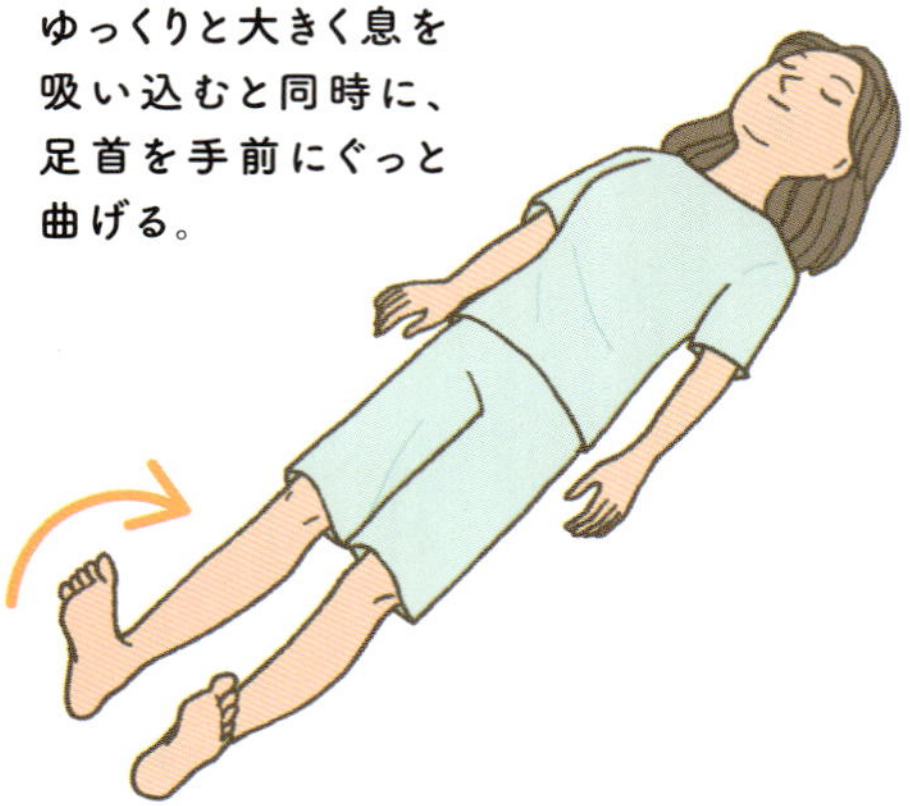

2

口からゆっくりと息を吐く

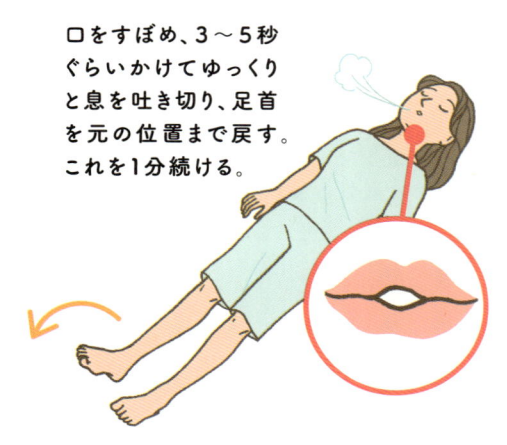

口をすぼめ、3～5秒
ぐらいかけてゆっくり
と息を吐き切り、足首
を元の位置まで戻す。
これを1分続ける。

足の動き

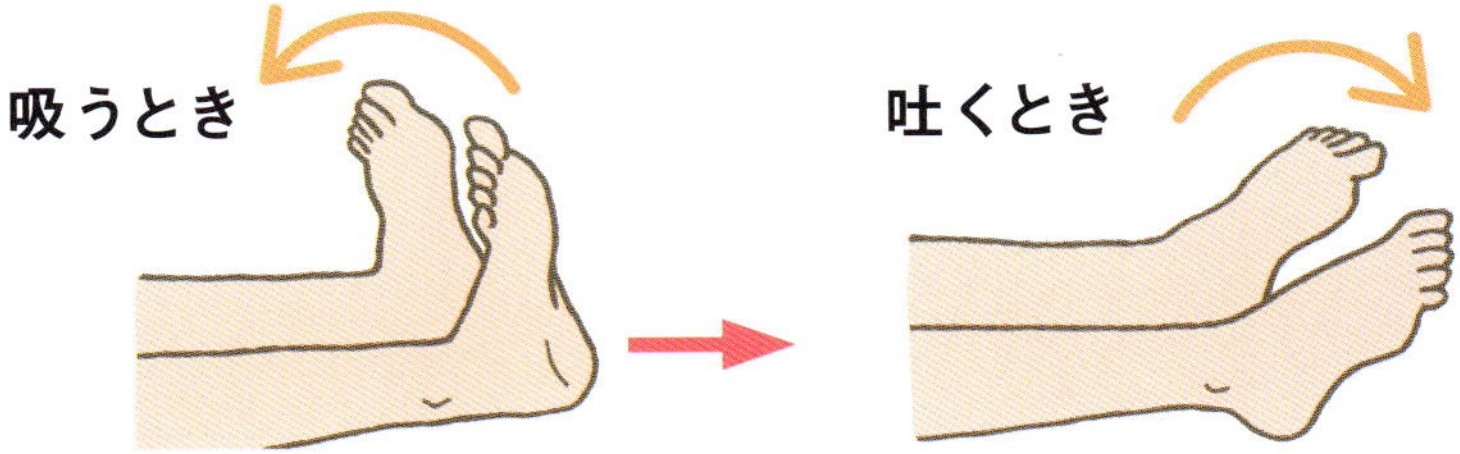

吸うとき：ふくらはぎのコリをほぐし足の血行をよくするための運動。足首を手前に曲げると、自然とふくらはぎに力が入る。

吐くとき：ふくらはぎの力を抜くイメージで足をだらんとさせ、元の位置に戻す。足の血行をよくすることで深部体温が下がりやすくなり、眠気を導く。

ここでのポイント

- ベッドやふとんに横になって、寝る寸前に行ってください。
- 必ず鼻から吸って口からゆっくりと吐きましょう。
- 足首に痛みがあるときは、深呼吸だけを行ってください。

ここに気をつけると さらに効果UP！

・Step1～3のストレッチを順番に行いましょう。

・繰り返しストレッチをすることで、脳が「このストレッチをした後で眠りに入る」と学習し、さらに睡眠の質がよくなります。

・できる範囲で無理をせずに行ってください。不快感が出ると逆効果です。

・「よし、頑張ってストレッチやるぞ！」などと意気込みすぎると、脳が身構えて余計に眠れなくなりますので、楽な気持ちで行ってください。

・目覚まし時計のセットは、ストレッチの前に済ませておきましょう。

・ストレッチを始めたらテレビやスマートフォンなどはなるべく見ないようにし、ゆっくりリラックスして過ごすと、ストレッチの効果が上がります。

「ぐっすりストレッチ」を
1週間、試してもらいました。
すると驚きの効果が……！

モニターの方に「ぐっすりストレッチ」を1週間試してもらい、ストレッチをする前と後で睡眠の質がどう変わるのかを調査。フィリップス社のウォッチパッドを使い、「レム睡眠」「ノンレム睡眠」「深睡眠」の割合、途中で起きた回数などを測りましたが、「ぐっすりストレッチ」の効果は目を見張るものがありました！

次ページからの表のグラフについて

Before……ストレッチをする前の睡眠

レム睡眠	ノンレム睡眠	深睡眠

After……1週間ストレッチをした後の睡眠

レム睡眠	ノンレム睡眠	深睡眠

脳と体がもっとも休まる深睡眠。この割合が増えるのが一番よいのですが、ノンレム睡眠が増えることでも心身がリフレッシュします。

体験者01

疲れが取れてスッキリ！昼間も眠くならず、仕事の効率もUPしました

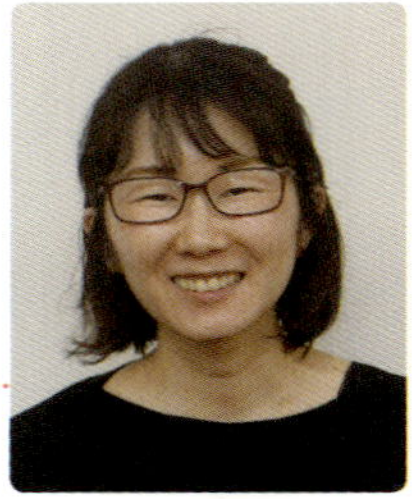

土井悠支子さん
（39歳・会社員）

夜中に何度も起きるせいか、疲れが抜けきらなくて困っていましたが、ストレッチをして3日目ぐらいから、起きたときの身体の軽さがまったく変わってきて、驚きました。

【起きた回数】

Before 6回 → After 2回

4回減少

【睡眠の質】

	レム	ノンレム	深睡眠
Before	22%	65%	13%
After	34%	49%	17%

小数点は四捨五入

深睡眠の割合がぐっすり眠れている人と同じに

[先生のコメント]

深睡眠がしっかりととれているので、途中で起きる回数も減りました。ぜひ続けてください。

体験者02

途中で起きるつらさから開放されました！朝の目覚めも爽快です！

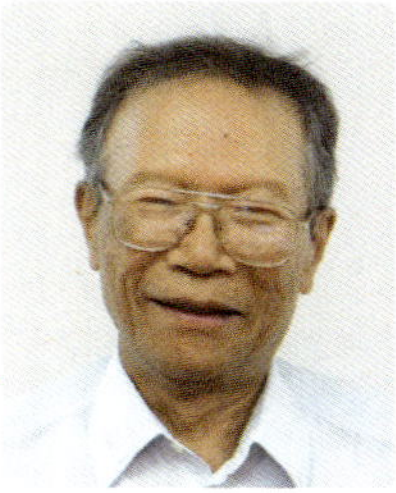

睡眠中に何度も目が覚めてしまうのが悩みでしたが、続けていくうちにその回数がだんだん減っていくのを感じました。朝までぐっすり眠れて、目覚めも気持ちいいです。

今門昭治さん
（77歳）

【起きた回数】

Before 11回 → After 5回

6回減少

【睡眠の質】

	レム	ノンレム	深睡眠
Before	29%	57%	14%
After	17%	69%	14%

小数点は四捨五入

深睡眠の割合は維持。ノンレム睡眠増加でぐっすり

［先生のコメント］

深睡眠の割合は一緒ですが、ノンレム睡眠が増えたことで、途中で起きる回数が減っています。

体験者03

トイレで起きなくなり、久しぶりにぐっすり眠れました

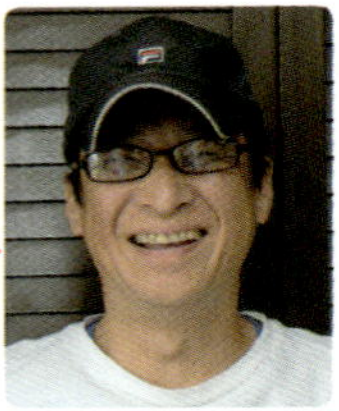

笠嶋裕之さん
（52歳・自営業）

毎晩トイレで起きていたのが、1回も起きなくなり、昼間も眠くならなくて、仕事の効率が上がりました。

先生のコメント

深睡眠の割合はほぼ、変わらずですが、ノンレム睡眠の割合が少しでも増えたのはいい傾向です。これからも続けていけば、深睡眠の割合も増えていきます。

【睡眠の質】

	レム	ノンレム	深睡眠
Before	28%	57%	15%
After	25%	60%	15%

小数点は四捨五入

体験者04

ふとんに入り眠るまで1時間はかかっていたのが10分に！

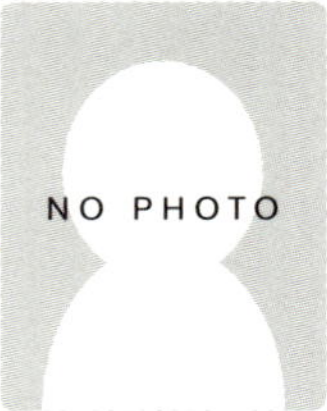

関茂倶子さん
（73歳・主婦）

ストレッチをしてから寝つきが驚くほどよくなり、朝早くに目が覚めることもなくなりました。

先生のコメント

深睡眠が増えていますし、寝つきは随分とよくなっています。途中で若干起きていますが、目がパッチリ覚めてしまったときはStep3の運動を試してみてください。

【睡眠の質】

	レム	ノンレム	深睡眠
Before	33%	52%	15%
After	21%	63%	16%

小数点は四捨五入

PART 2

「ぐっすりストレッチ」で あなたの睡眠が大きく変わる

「よく眠れない」「寝ても疲れが取れない」は〝深睡眠不足〟が原因だった

睡眠初期の4時間以内で8割の「脳と体の疲れ」が取れる

私たちはよく「睡眠は質が大事」「いい睡眠をとろう」といった言葉を耳にします。

しかし「睡眠の質」は何で決まるのか、「いい睡眠」とはどのようなものなのかをきちんと説明できる人は、あまり多くないでしょう。

実は、「睡眠の質」「睡眠の良し悪し」は「深睡眠（徐波睡眠）」によって決まります。

「眠りについてから4時間以内に、深睡眠をしっかりとれたかどうか」が、睡眠の質を左右するのです。

では、「深睡眠」とは、具体的にはどんな状態を指すのでしょう。

そして深睡眠はなぜ、そこまで重要なのでしょう。

睡眠には、大きく分けて「レム睡眠」と「ノンレム睡眠」のふたつがあります。

そしてレム睡眠とノンレム睡眠は、90～120分をひとつのサイクルとして、交互に繰り返しているのです。

レム睡眠では、体は休んでいますが、脳（大脳皮質）は活発に動いており、情報整理を行っています。

一方、ノンレム睡眠は、脳を休ませ、体の疲れを回復させるための睡眠で、脳も体も深い休息をとっています。

そしてノンレム睡眠は、眠りの深さによって3つのステージに分かれています。

そのなかでも、**脳が一番、リラックスした状態にあるのが、3のステージである「深睡眠」です。**

脳波をみても、この深睡眠のときに、もっとも脳の活動が低下していることがわかります。

また、眠りについた後、最初に深睡眠がやってくるときに、傷ついた体の細胞の修復を行う成長ホルモンの分泌がピークを迎えることも、明らかになっています。

一晩の睡眠の流れをみると、この深睡眠は眠りについてからの30分、および2～4時間後に出現し、明け方にむけてはレム睡眠が多くあらわれるようになります。

ですから、眠りの初期段階、すなわち眠りについてから4時間以内に、深睡眠が十分にとれていないと、脳や体の疲れがしっかり回復しないまま、翌日を迎えることになってしまいます。

朝すっきりと目覚め、1日を活動的に過ごすためには、眠りの初期の4時間の睡眠をいかによいものにするかが大事なのです。

睡眠に関する本には、よく「午後10時から午前2時までのゴールデンタイムに睡眠をとるとよい」と書かれています。

毎日この時間帯に眠れば、規則正しいリズムで生活することができ、眠りに関係する体温やホルモンの分泌なども正常に働き、よい睡眠がとりやすくなるからです。

しかし、仕事で深夜まで働く日があったり、夜勤があったりする場合は、この時間帯に眠ることはできません。

そこで深睡眠の話を思い出してほしいのですが、**眠りについてからの4時間までに深睡眠がとれていれば、脳と体の疲れの大半、約80%は取れてしまいます。**

1日の脳と体の疲労を取るには、いつ眠るのか、どれだけ長く眠るのか、ではなく、最初の4時間以内にいかに深く眠るかが大切なのです。

「ぐっすりストレッチ」で深睡眠をしっかりとる

疲労が取れるだけではありません。

睡眠時無呼吸症候群《すいみんじむこきゅうしょうこうぐん》の方などは、深睡眠中でも、急に目が覚めるということはありますが、大体は、睡眠が深ければ起きにくくなります。

深睡眠をしっかりととれば、睡眠の途中で起きることが少なくなるのです。

また、できるだけ早く深睡眠までたどりつけるようになれば、当然寝つきもよくなります。

つまり、眠りに関するほとんどの悩みは、深睡眠をできるだけ早く、長く訪れさせることで解決できるわけです。

そこで、ぜひ試していただきたいのが、PART1で紹介した「ぐっすりストレッチ」です。

ぐっすりストレッチは、深い眠りにつくためのメゾットが凝縮されたものなのです。

PART2では「ぐっすり眠る」ことについて、また、なぜ「ぐっすりストレッチ」によって深く眠ることができるのかについて、さらに詳しく解説していきます。

「ぐっすりストレッチ」で「深睡眠」をしっかりとれば目覚め爽快！

眠れない理由のひとつは、体の奥の体温変化の混乱にあった

ではなぜ、ぐっすり眠れない人は、4時間以内に「深睡眠」をしっかりととることができないのでしょうか。

人間の体は、本来、レム睡眠とノンレム睡眠、深睡眠を繰り返しながら、しっかりと4時間以内に2回以上、深睡眠がとれるようになっています。

しかし、ぐっすり眠れない人の場合、なかなか深睡眠が訪れなかったり、訪れてもすぐに終わったりしてしまいます。

なぜそのような違いが出てくるのでしょうか。

そこには**「深部体温」と「自律神経」が大きく関係しています。**

みなさんは「深部体温」という言葉を聞いたことはありますか？

体の表面の温度である皮膚温に対して、深部体温とは内臓など体の内部の体温で、これは1日を通して決まったリズムで変動しています。

深部体温は、朝目覚めるころから上昇を始め、日中は高めのまま推移し、夜にかけて低くなります。

具体的な時間に沿って体温の変動を見てみると、朝の7時に起きた場合、その約11時間後の18時ごろにもっとも高くなり、そこから時間の経過とともに、少しずつ下降していきます。

そして私たちの体には、**深部体温が下がると眠くなる**という仕組みが備わっています。

しかし、よい睡眠がとれない人は、この深部体温のリズムが乱れ、夕方のピーク時になっても体温が上がらない、夜、ふとんに入る時間になっても体温が下がらないという問題を抱えていると考えられます。

深部体温のリズムは、メラトニンというホルモンの影響を受けています。メラトニンは、夜の睡眠時に多く分泌され、朝、目覚めて太陽の光を浴びると脳からの指令で分泌が止まります。

夜に深部体温を下げるメラトニンが働くためには、朝きちんと光を浴びて、セロトニンというホルモンが分泌される必要があります。

また、夜に人工的な光（ブルーライトなど）を浴びないことも重要です。

しかし、いまの私たちのライフスタイルでは、この光との関係が乱れてしまっています。

帰宅時間が遅い人が多く、深夜になってもテレビを見たり、パソコンに向かったり、コンビニに買い物へ出かけたり……。

本来であれば暗くなって眠りにつくはずの時間帯に、強い光を浴びて明るい環境で過ごしているのです。

その結果、光の力に影響されホルモンの分泌が乱れ、人が本来持っている「太陽が昇ると目覚め、暗くなると眠る」という体内リズムも乱れ、さらに眠りにかかわる深部体温のリズムまでもが乱れるという負の連鎖が起きてしまっているのです。

緊張とストレスが「眠れない」に拍車をかける

深部体温の乱れに加え、もうひとつ睡眠に影響を与えている大きな原因があります。

それが自律神経の働きです。

自律神経は、私たちが生きていくうえで欠かせないものであり、全身に巡らされ、各臓器の働きや血圧、呼吸、代謝など、心身のすべての活動を24時間休むことなく調節しています。

自律神経は、交感神経と副交感神経の2種類の神経から成り立っています。
そしてこのふたつは、まったく異なる働きをしています。

交感神経は、日中、仕事などの活動をしているときや、緊張やストレスを感じるときに活発に働きます。交感神経が働くと呼吸は早くなり、心拍数や血圧が上がります。

副交感神経には、体や脳を回復させる力があり、休息やリラックスをしているとき、特に眠っているときに活発に働いています。

夕方から夜になるにつれ、休息の態勢に入り、リラックスして副交感神経が優位に働くようになると、人は自然と眠りやすい状態になります。

しかし、今の社会では多くの人が、日中だけではなく、遅い時間まで仕事などに追われ、ストレスを感じながら、交感神経優位な緊張モードのまま夜を迎えています。

眠りにつく直前まで交感神経が働いていて、寝る時間がきたからと急いでふとんに入っても、これではすぐに眠りにつけるはずがありません。

眠りの過程は、飛行機の着陸のようなものです。**頑張って高い場所を飛んでいれば飛んでいる（交感神経が働いている）ほど、高度を急降下させることは難しく、着陸する（副交感神経が働いて眠りにつく）までに長い時間がかかる**のです。

今のライフスタイルでは就寝時間までに、時間をかけて副交感神経を働かせることは困難といえます。

しかし、夜を迎えるにあたり、ストレスや緊張から解放され、交感神経の働きを少しずつ鎮め、副交感神経を優位にすることは、とても重要なのです。

体と心の乱れを「ぐっすりストレッチ」で整える

つまり、眠りに欠かせない深部体温のリズムを整え、忙しいなかにあっても、眠りにつくまでの時間に副交感神経を優位にしてリラックスすることができれば、よい睡眠、深睡眠がしっかりと訪れるようになります。

そこで私が考えたのが、3ステップでできる「ぐっすりストレッチ」です。

これを続けることで眠りの質が変わっていくことが実感できるはずです。

「ぐっすりストレッチ」には、睡眠を変えるために必要な、体と心を整える要素が凝縮されています。

このストレッチで深部体温と自律神経のリズムの両方を正すことができれば「ぐっすり眠れる」ことへとつながっていくのです。

さらに自律神経を整えることで**「動悸《どうき》」「息ぎれ」「頭痛」「目まい」といった症状が起きにくくもなります。**

体温が下がると眠くなることを利用して眠気を導き、寝つきを改善

「眠り」は体温を上げるところからスタートする

ここでは、深部体温の働きについてもう少し詳しく説明しつつ、「ぐっすりストレッチ」と深部体温にどのような関係があるのかをみてみましょう。

深部体温は、朝目覚めるころから上昇を始め、日中の覚醒時は高い温度を保って体の活動を維持しています。

そして、夕方にピークを迎えると、その後は夜にかけて下がり始め、睡眠中は低い温度で推移します。

そもそも睡眠とは、昼間にフル活動して疲れた脳と体がオーバーヒートしないように、脳の温度を下げて休ませるためのものです。

ですから、**人間の脳には、体温が下がると眠くなるという性質があります。**

雪山などで遭難すると眠くなるといわれているのもそのためです。

このことからもわかるように、**夜、眠るタイミングに向けて、深部体温をいかにスムーズに下げられるかどうかが、よい眠りにつけるか否かを左右している**といっても過言ではありません。

左図のように、通常、深部体温は、自然と夕方にピークを迎え、徐々に下がりはじめ、眠りに入ると1度程度、急激に下がるといわれています。

そして、睡眠中の夜中は低く、明け方にかけて再び上昇し始めることで目が覚めるようになっています。

しかし、睡眠の悩みを抱えている人の中には、その深部体温の高低差がつけられない方が多く見受けられます。

深部体温の高低差が自然とつかないので、眠気がなかなか訪れないのです。

だからこそ、**意識的に深部体温を上げる必要がある**のです。

多くの睡眠関連の本が、毎晩シャワーだけなく、適温のお湯に入ることをすすめているのは、

①体温よりも温度の高いお湯につかることで、深部体温が上がる

②血行がよくなり、リラックスすると、副交感神経が優位に働く

深部体温の低下が眠りに大きく関係！

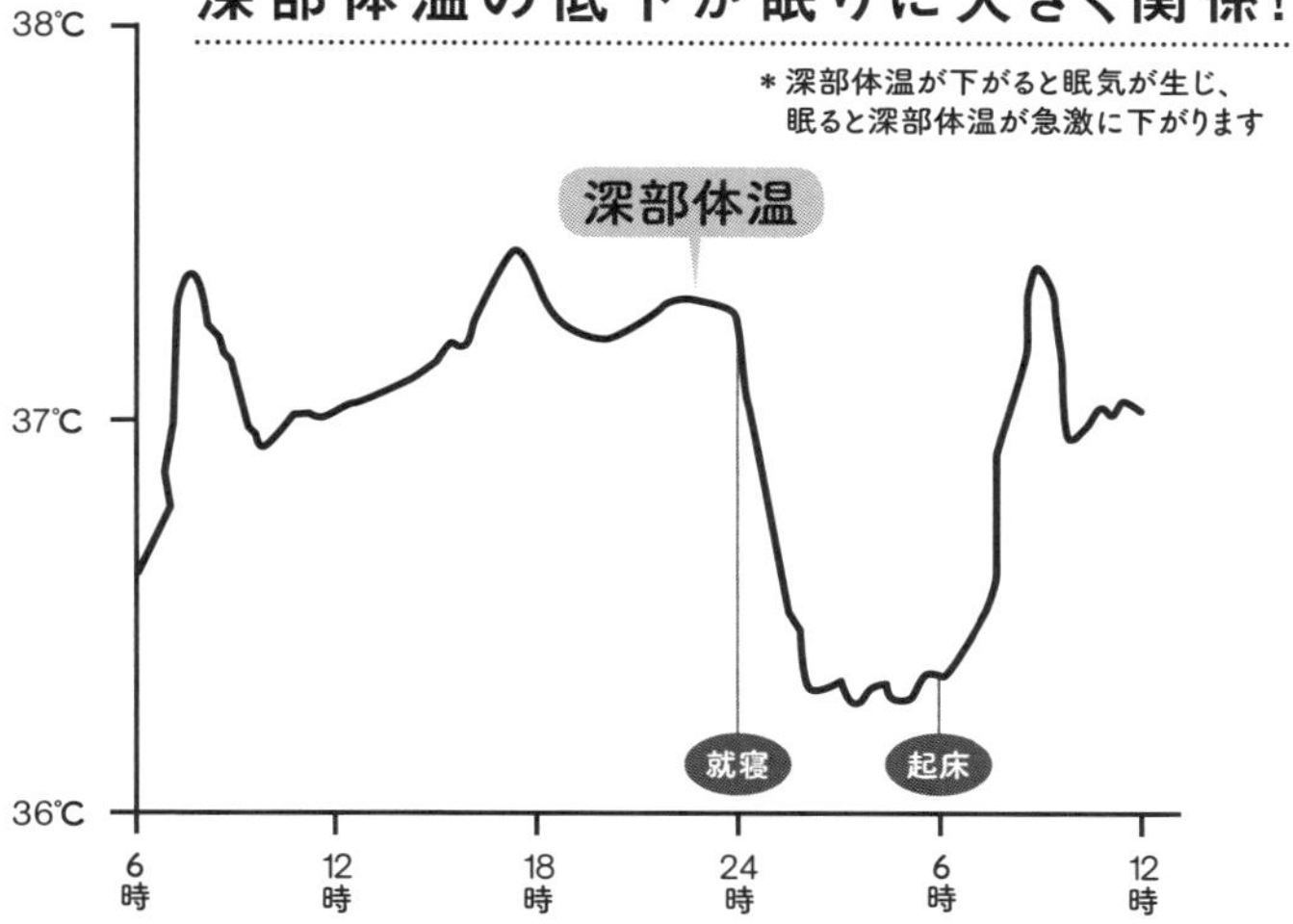

＊深部体温が下がると眠気が生じ、
眠ると深部体温が急激に下がります

※著者作成

というふたつの利点があるからです。

お湯に入ると、入らないときにくらべて深部体温が上がります。

そして、一度入浴で深部体温を上げておくと、その後時間が経ち、深部体温が下がるタイミングがきたときに、合わせて眠気も誘発されやすくなります。

ただ、毎晩お風呂を沸かして入るのが面倒くさい、シャワーしか浴びないという人も少なくないと思います。

そこで、より手軽かつ効率的に深部体温を上げるために考えたメゾットが「ぐっすりストレッチ」のステップ1です。

ステップ1では首の後ろにシャワーをあてますが、この「シャワーを重点的にあてる場所」がポイントになります。


首の後ろには太い動脈など、多くの血管が集中しています。

血管が集まるところに少し熱めのシャワーを集中的にあてると、従来のように浴槽に長い時間つからなくても、血行をよくすることができます。

そして、血行をよくすることで、効率的に深部体温を上げることができるのです。

このときに、合わせて首の後ろのマッサージも行います。

マッサージを一緒に行うことで、さらに血行をよくすると同時に、首の筋肉の緊張をほぐし、睡眠に有効なリラックス効果を得ることができるのです。

腕をまわせば、眠りにつながる「熱」が生まれる

「ぐっすりストレッチ」では、ステップ1のシャワーの後に就寝前に寝室で腕をまわす運動を行いますが、実はこれにも、深部体温を上げるための大きな秘密が隠されています。

腕をまわす動きで刺激が与えられる部位は、肩甲骨のまわりです。

肩甲骨の周辺には、熱をつくりだす褐色脂肪細胞が多く存在しています。

そのため、ステップ2で**肩甲骨の周辺をまわし、褐色脂肪細胞の働きを活性化させると、深部体温が上昇するのです。**

左右の肩甲骨を引きつけるように腕をじっくりまわし、肩甲骨の周辺の筋肉の緊張がほぐれると、血行もよくなるため、深部体温はさらに上がりやすくなります。

また、ステップ2の肩甲骨周辺をほぐす動きで筋肉の緊張が解け、深いリラックス状態に入ることができれば、副交感神経も優位になり、心身ともに眠りにつく準備ができるのです。

高めた深部体温が下がると心地よい眠気が訪れる

深い睡眠に欠かせない「深部体温」の上昇に、ステップ1とステップ2が有効な理由はおわかりいただけたと思います。

しかし、深部体温が高いままでは、私たちは眠ることはできません。

先にも触れましたが、高くなった深部体温が下がるときに、眠気が起こるからです。

赤ちゃんや小さな子どもを寝かしつけると、手足がポカポカと温かくなってくるのがわかります。

これは、手や足から体内の熱が放散されているからです。

私たちの体のなかで、もっとも熱を逃がしやすい部位が手足であり、熱の放散が正しく行われていると、深部体温を下げるために、手と足がほんのりと温かくなります。眠くなったとき、ためしに自分の手を握ってみてください。きっといつもよりも温度が高いはずです。

体内から熱が放散されると、手足の皮膚温が上がり、反対に深部体温は下がります。このような変化があって、眠気がやってくるのです。

つまり、深部体温を下げるためには、効率よく体内の熱を外に逃がすことが重要です。

「ぐっすりストレッチ」のステップ3で行う足首のストレッチは、この放散に大きな役割を果たしてくれます。

ステップ3では、呼吸に合わせ、足首に力を入れて前へ押し出した後、それをゆるめる動きを行います。

緊張させた筋肉を一気に弛緩《しかん》させるストレッチはふくらはぎの筋肉を刺激し、下肢の血行をよくします。

血の巡りのよくなった足から熱の放散がより活発に行われるようになり、熱が外へと放たれれば、深部体温の低下もスムーズに促されます。

このように、「ぐっすりストレッチ」は、眠りのメカニズムを利用し、ごく簡単な動きだけで、人が眠りに入りやすくなるようにつくられているのです。

深呼吸でリラックス。
気持ちよく眠りに入り、
疲れをリセット

ゆっくりとした深呼吸は自らできる簡単なリラックス法

ぐっすり眠り、よい睡眠を得るためには、リラックスし、副交感神経を優位にすることが重要です。

副交感神経を優位にする方法としては、「お風呂でぬるめのお湯につかる」以外にも、「アロマの香りを嗅ぐ」「リラクゼーション音楽を聴く」「あかりを消してキャンドルをつけ、夜を過ごす」といったものがあります。

これらはいずれも、自分の周囲の環境（外的要因）を変えることで副交感神経を優位にする方法です。

しかし、もっと簡単に、自分自身の体（内的要因）を使ってできることがあります。

それは「呼吸」です。

呼吸のリズムは自律神経のバランスに直結しています。

浅くて早い呼吸を行うと交感神経が働きます。対して、深くてゆっくりとした呼吸は、副交感神経を働かせ、体をリラックスさせます。

「ぐっすりストレッチ」のステップ3で呼吸法を行う理由は、呼吸をコントロールすることでリラックスした状態を自らつくり、副交感神経を働かせることにあるのです。

しっかり吸ってゆっくり吐ければよりリラックスできる

ステップ3の呼吸法では、しっかり空気を吸うことだけでなく、しっかり息を吐くことにも重きを置いています。

息を吐くことは、吸うこと以上に、副交感神経に強く働きかけるためです。

最初のうちは、深く吸ったり吐いたりするのを難しく感じるかもしれませんが、少しずつ慣れていくはずです。

ステップ2で腕まわしをしますが、この腕まわしには褐色脂肪細胞の活性化だけでなく、**肩甲骨と肋骨をつなぐ小胸筋をゆるめ、深い呼吸をしやすくする**効果もあります。

ステップ2の腕まわしと3の呼吸法には、次のような関係性があります。

①腕をまわすことで、深呼吸をしやすい状態をつくる（ステップ2）
②鼻から吸うことで横隔膜がしっかり動き、多くの酸素を吸いこめる（ステップ3）
③鼻から吸った酸素を口をすぼめて吐くことで、肺がより広がり、鼻から吐くよりもゆっくりと、最後まで吐ける（ステップ3）

この方法であれば**自分の力で副交感神経に直接的に働きかけ、リラックスすることができる**のです。

道具もいらないため、自宅にいるときだけではなく、旅行先や出張先などのような場所にいても、リラックスしたいときに、すぐに実行できます。

ストレッチを続けていれば、「睡眠の質」はどんどん上がる

継続することで効果は上がっていく

ここまで、「ぐっすりストレッチ」を行うとなぜよい睡眠につながるのかを、順を追って説明してきました。

「深部体温を上げ、さらに低下を促す」「副交感神経を優位にさせる」という眠りに欠かせないふたつの大きな要素を促す力が「ぐっすりストレッチ」にはあるのです。

簡単にできるメソッドですが、実践にあたって、ぜひ守っていただきたいことがあります。

それは毎日続け、**「これをやったことで眠る準備ができた」と思うこと**です。

どんなに効果があるメソッドでも、1日2日ではぐっすり眠れるようにはなりません。

まずは1～2週間、眠りにつく前に「ぐっすりストレッチ」を続けて行ってみてください。

そして、「今日もこれをやったので眠る準備ができた」と思うことが大切です。メソッドを継続し、意識を持つことが、効果を実感するうえで重要になります。

ストレッチのルーティンが日々の眠りの呼び水となる

ぐっすりストレッチを毎日行い、「眠りの準備ができた」という意識を持っていただきたいのは、習慣化の持つ力を利用することができるからです。

「入眠儀式」という言葉を聞いたことがありませんか？

これは、本を読んだり、音楽を聴いたり、トイレに行ったりといった毎晩眠る前に行う習慣行動のことをいいます。

毎日、小さい子どもを寝かしつけるときに絵本を読んだり、肩をトントンと優しくたたいてあげたりするのもまさに入眠儀式で、これを行うことで、眠りの準備ができ、子どもは眠りにつきやすくなります。

「ぐっすりストレッチを行い、眠りにつく」。

これを毎日繰り返すことで、やがて脳は**「ぐっすりストレッチ」と「眠り」をワンセットでとらえるようになります。**

すると「パブロフの犬」のように、体内に条件反射の回路ができあがり、ストレッチをすると、心地よい眠りにつきやすくなるはずです。

PART 3

「ぐっすりストレッチ」で久しぶりによく眠れた！体験談

58歳／女性／主婦

夜中に目が覚めて、寝られない日々がなくなった足のむくみも解消した！

1～2年前から、たびたび夜中に目が覚めてしまうことが悩みでした。

1週間に2日ほど、夜中に目が覚めると、その後1～2時間は眠れずに起きていることもあるのです。

そんなときは**「あぁ、またか」と思い、目を閉じてじっと眠くなるのを待つのですが、その時間が本当に長くてつらかったのです。**

よく眠れなかった翌日は、朝から頭がボーっとしたり、頭痛やめまいが起こったりと体調が悪いことが多く、気分も沈みがちでした。

そこで、体が疲れれば眠れるようになると思い、スポーツクラブにも通ってみたのですが、大きな変化はありませんでした。

そんなときに出合ったのが白濱先生の「ぐっすりストレッチ」でした。ストレッチをやって、足を動かしながら深呼吸をしていると、心がリフレッシュしていくのを感じました。そして体もすっきりとしてきたのです。

すると、夜中にトイレで何度か起きることはありましたが、それ以外ではほとんど目が覚めることはなくなりました。

さらに、**トイレに起きても、その後はすぐに眠れるようになった**のです。

ほかにもうれしいことがひとつありました。

長年悩んでいた**足のむくみも解消**されたのです。足が重くて歩くことが大変なこともあったのですが、それも一緒に解決して本当に幸せです。

簡単なストレッチなので、今後も続けていきたいと思っています。

ベッドに入って1時間以上寝られなかったのが、10分で眠れるように。耳鳴りもなくなった

73歳／女性／主婦

とにかく眠れなくて困っていました。

毎晩、「さあ、寝よう」と思ってベッドに入っても、それから1時間近くは寝られないのです。

そしてやっと眠れたと思うと、必ず2時間半から3時間で目が覚めてしまい、そのまま明け方近くにならないと眠れないという日もありました。

このような睡眠状態の翌日は朝から耳鳴りがひどく、そんな日は1日がとても憂鬱《うつ》でやる気も起こりません。

そこで寝る時間を遅くしたり、睡眠にいいといわれることはなるべくやってみたり

したのですが、どれもあまり効果はありませんでした。

ぐっすり眠りたいという気持ちだけでストレッチを始めました。

すると3日目以降から、これまで**眠るまでに1時間以上かかっていたことがウソのように、10分以内に眠れるようになった**のです。

さらに途中で目覚めることがなくなり、目が覚めてもステップ3の深呼吸だけを試すと、気持ちが落ちついてまたすぐに眠れたのです。

よく眠れるようになってからは**困っていた耳鳴りもなくなりました**。

朝から心身ともにスッキリとしているので、毎日をとても健やかに過ごせていると実感しています。

いろいろなことにチャレンジしたいという気持ちも起き、イキイキとした日々を送っています。

「ぐっすりストレッチ」に心から感謝しています。

45歳／男性／会社員

寝入りが各段によくなり、日中の眠気も軽減 いびきも減ってきた

若いころの自慢のひとつはぐっすりと眠れることでした。

しかし、ここ1～2年、ベッドに入ってもなかなか寝つけない日々が続くようになってしまったのです。

また、若いころは疲れているといびきをかくことがあったのですが、最近はほぼ毎日……。自覚症状はないのですが、妻から指摘される日が多くなっていました。

こんな状態が続いていると、日中仕事で車を運転していても眠気に襲われるようになり、危険を感じて駐車場で仮眠をとる習慣ができてしまいました。

とにかく早く眠りたいと思い、「ぐっすりストレッチ」を1週間続けてみました。

驚いたのは初日の朝、**起きたときの感覚がここ1～2年には感じたことがない、清々しいもので、すんなり気持ちよく起きることができたの**です。

起きたときに疲れが残っていないため、**昼間に仮眠をとらなくても精力的に仕事に取り組むことができるようになった**ことがうれしかったです。

ストレッチの効果は、ぐっすり眠れるだけだと聞いていました。

そのため、それ以外の効果は期待していませんでしたが、**開始後3日目にいびきがあっただけで、あとは、まったくなかった**と妻から聞きました。

気になっていたいびきまで短期間で減ったため、本当によい睡眠につながるのだと改めて実感しました。

「ぐっすりストレッチ」はよい睡眠に欠かせないものだと感じています。

38歳／女性／会社員

朝早く目覚めることがなくなり、時間通りにすっきり起床。足の冷えも改善

毎朝早く起き、2人の子どもを保育園へ送り出す準備をしなければいけないという義務感からか、週の約半分は、予定の起床時間よりも1時間も前に目が覚めてしまうことが続くようになりました。

しかし、早く目が覚めても、眠気が強く、なかなか活動をすることができないのです。その結果ウトウトしたまま時間だけが過ぎ、結局は保育園に時間ギリギリに駆け込む始末……。

本当にどうにかしたいと思うようになっていました。

そしてこの習慣を断ち切りたいと強く思い、ストレッチを試すことにしたのです。

効果を感じ始めたのは開始から6日目ぐらいからでした。

それまでは目覚まし時計のベルの音がなる随分前に起きていましたが、ベルの音で目覚めるようになりました。

そして、**起きるまでに長い時間がかかっていたのが、目が覚めてから5分もかからずに、すっと起きられるようになった**のです。

これには本当に驚きました！

すっきり目覚め、朝から体も軽いので1日の仕事も家事もスムーズに進みます。

また、よく眠って気分もいいことから心にも余裕ができ、子どもに優しく接することができるようになり、家庭に笑顔が増えたように思います。

さらに長年悩んでいた**足の冷えもストレッチの効果からか、とても楽になったと実感しています。**

本当に魔法のようなストレッチだと感じています。

25歳／女性／会社員

疲れが完全リセット。日中のパフォーマンスもアップ 夢にうなされて起きることも減った

性格的にクヨクヨと悩むタイプということもあり、仕事が忙しくなってくると、仕事のことが気になり眠れなくなってしまうようになりました。

さらに追い込まれると仕事の夢で目覚めたり、自分の寝言で起きてしまったりすることも多くなりました。

このような悪い睡眠が続くと、朝起きても必ず疲れが残っていて、日中も集中力が欠けてしまう状態に……。

体も重く、だるさもあって、仕事に身が入らず上司に怒られるという悪循環が起こるようになっていました。

そこで少しでもよくなればと、「ぐっすりストレッチ」を始めてみたのです。

実際にストレッチをしてみて感じたことは、気持ちよくて頭も体も爽快だということでした。

そして、そのおかげなのか、開始3日目ぐらいから眠りやすくなったと感じるようになったのです。

さらに朝目覚めたときに疲れが残っていないため、本当に体も心も軽く気持ちがいいのです。

何より、**仕事の夢にうなされる回数や寝言が減り、途中で起きることもなくなったのがうれしくて。**

よい睡眠で心身ともにリフレッシュできていることで、パフォーマンスも上がり、効率よく仕事ができるようになりました。

ストレッチのおかげで人生がよい方向に進んでいると感じています。

このままぜひ、ストレッチを続けていきたいと思っています。

PART

4

質の高い睡眠で生活習慣病を予防し、病気に負けない体をつくる

免疫力を上げて、三大疾患「がん」「心筋梗塞」「脳卒中」を防ぐ

免疫力を上げがんを予防する

1981年以降、がんは日本人の死亡原因の1位となり、今日では2人に1人が、生涯において一度はがんにかかるであろうといわれています。

そして、さまざまな研究によって、がんのリスクを高める生活習慣や生活環境が明らかになり、現在、具体的な予防法が提案されています。

タバコを吸わない、バランスのよい食生活を送る、適度な運動をする、飲酒はほどほどにする、適切な体重を維持する、定期的にがん検診を受ける、などが、主な予防法として挙げられますが、「よい睡眠をとる」ことも大事です。

これまであまり触れられることはありませんでしたが、**睡眠もがんの予防に、大いに関係があるの**です。

睡眠とがんの関係についてお話する前に、まずはがんが発生するメカニズムについて、簡単に説明しましょう。

私たちの体は約60兆個もの細胞でできており、日々、定期的に、新しい細胞へと生まれ変わっています。

しかし、その細胞が生まれ変わるときに異常が起こると、がん細胞が生まれるきっかけとなります。

がんの原因は、遺伝やウイルスだけでなく、生活習慣の乱れにあるといわれています。

喫煙、運動不足、飲酒、食事などががんの原因になると考えられるのです。

実は健康な人であっても、毎日多くのがん細胞が生まれていますが、私たちの体には、そのがん細胞を撃退する力が備わっています。

それが〝免疫力〟であり、血液の成分のなかにある多くの免疫細胞が働くことで、がん細胞を撃退してくれるのです。

免疫細胞には、体内にがん細胞を見つけると真っ先に攻撃を行うマクロファージやナチュラル・キラー細胞（NK細胞）などさまざまなものがあり、それらが連携してがん細胞を撃退しているのです。

睡眠で免疫力は上がる！

免疫細胞が活性化するうえで、睡眠はとても重要です。

免疫細胞がもっとも元気に働くのは、副交感神経が優位になっているときであり、それは、リラックスをしているときや笑っているとき、そして睡眠をとっているときだからです。

また数年前、ハーバード公衆衛生大学院の研究チームは、「メラトニンの分泌レベルが高い人は、低い人に比べて、進行性の前立腺がんを発症する割合が75％低い」との調査結果を発表しました。

メラトニンは、睡眠時に多く分泌されます。

このことからも、睡眠をきちんととれているかどうかが、がんの発症リスクを大きく左右すると考えられます。

がんを予防するためにも、毎日しっかりと質のよい睡眠をとり、免疫細胞の働きを活性化させ、免疫力をアップさせることが必要不可欠なのです。

睡眠で元気な血管を保ち心筋梗塞、脳卒中を予防！

後ほど詳しくお話ししますが、高血圧が続くと、血管がボロボロになり、心筋梗塞《しんきんこうそく》や脳梗塞、脳出血などの心臓や脳の血液障害が起こりやすくなります。

ボロボロの血管は、睡眠時に修復されます。

男性の場合、特に働き盛りの30～50代ごろから、血管が硬くなったり、太り始めたり、ストレスが増したりと、高血圧につながるさまざまな要因が出てきます。

一方、女性の場合は、更年期を迎えて女性ホルモンの分泌が減ると、血圧が上がりやすくなります。

そのため、質のよい睡眠をしっかりとるよう、それまで以上に注意する必要があります。

最低でも毎日6時間、可能であれば6・5〜7・5時間は眠るように努力しましょう。

いつまでも若いころと同じように無理をしていると、知らぬ間に血圧が上がってしまうおそれがあります。

食事や飲酒、喫煙など、ほかの生活習慣に気をつけつつ、**質のよい睡眠によって元気な血管を保つことで、心疾患や脳卒中などのリスクを減らすことができる**のです。

薬で下がらない血圧は睡眠を疑う！

睡眠と血圧について、もうひとつ、お話ししておきたいことがあります。高血圧を指摘され、食事に気をつけたり薬を飲んだりしているのに血圧が下がらないという人は、もしかすると、睡眠中に無呼吸になっているかもしれません。降圧剤を3剤以上使っても血圧が目標値まで下がらない状態を「治療抵抗性高血圧」といいますが、この疾患の患者の80％が睡眠時無呼吸症候群であることが、近年の研究で明らかになっています。

睡眠時無呼吸症候群では呼吸障害が起こるため、血液中の酸素の濃度が通常の睡眠時の60％まで低下します。このとき、体は低酸素状態になっているため、危険な状況を抜け出すために、脳は交感神経を働かせ、脈拍を早くして血圧を上げようとします。つまり、酸素が少なく、交感神経が働く状態が一晩中繰り返されることになるわけです。

すると、無呼吸の低酸素状態によって血管はダメージを受け、弾力を失ったり細くなったりします。

それが悪化すると血管が詰まったり、破れたりすることもあり、脳の血管が切れれば脳出血、心臓の血管が詰まれば心筋梗塞が起こります。

高血圧で治療を受けていても芳しい結果が見られないときには、睡眠時無呼吸症候群の可能性もあるため、睡眠専門医に診てもらうことをおすすめします。

生活習慣病のもと「血圧」「血糖値」「コレステロール」の値を改善する

働きすぎの血管を「ぐっすり」休ませる

厚生労働省が平成26年に実施した患者調査によると、高血圧症疾患の患者数は、1010万8000人にものぼります。

高血圧とは、医療機関で測る血圧値の収縮期血圧が140mmHg以上または、拡張期血圧が90mmHg以上、家庭で測る血圧値の収縮期血圧が135mmHg以上または、拡張期血圧が85mmHg以上の状態をいいます。

高血圧が怖い理由は、血圧が高い状態が続くと、動脈が硬くなったりもろくなったりしてしまう「動脈硬化」が起こりやすくなることです。

そして、動脈硬化は心臓や脳で新たな病気を発症させます。

心臓では、心臓の血管が詰まる心筋梗塞や、血管が狭くなり心筋に十分な酸素や血液を送り込めないことで起こる狭心症、脳では脳出血や脳梗塞など、死につながり兼ねない恐ろしい病を起こしてしまうのです。

遺伝もありますが、塩分のとりすぎや過度の飲酒、肥満、ストレス、喫煙、運動不足など、さまざまな生活習慣の乱れが血圧が上がる要因として考えられます。

そして最近では、**睡眠障害も高血圧に関係しているといわれています。**

では、睡眠がきちんととれていないと、なぜ高血圧になってしまうのでしょう。

そこには、自律神経が大きくかかわっています。

自律神経には交感神経と副交感神経があります。

健康な人の場合、活発に活動する日中は、交感神経が働いて血圧は高く、休息モードの夕方以降からは副交感神経が優位になり、血圧も低くなります。もちろん睡眠中も血圧は低いまま推移します。

しかし、何らかの理由でよい睡眠がとれていなかったり、睡眠不足が続いたりすると、夜になっても交感神経が働いたままになります。

すると、**眠りとともに休むはずの血管も休みなく働くことになるため、傷つきもろくなり、血圧が上がってしまう**のです。

以前、狭心症を起こし、睡眠不足を指摘されて当院へやってきた患者さんがいました。

実際に診察をしてみると、重度の睡眠時無呼吸症候群であることが判明しました。

そこで、睡眠中に鼻に装着したマスクから空気を送り込むＣＰＡＰという治療を始めると同時に、**5時間だった睡眠時間を7時間に増やすようにアドバイスした**のです。

その患者さんはアドバイス通りに睡眠時間を長くしました。すると、**6ヵ月後には動脈硬化が改善に向かい、血圧が上下ともに10ｍｍＨg降下した**のです。

睡眠と血圧の関係がわかる研究結果は、ほかにもあります。

アメリカで、1日の平均睡眠時間が7時間以下で血圧が高めの男女に、6週間にわたって睡眠を1時間増やす実験を行ったところ、8～14mmHgも血圧が下がったというのです。

高血圧で日常的に睡眠時間が短い人や、しっかり眠れていないと感じている人は、ほかの生活習慣に気をつけつつ、毎日の睡眠時間を見直してみてください。

理想的な睡眠時間は6・5～7・5時間。

これを目標にして、まずは睡眠時間を増やしていきましょう。

睡眠で血液中の糖をきちんとエネルギーへ変換

日本国内の患者数が316万人を超えるとされる糖尿病。

初期のうちは自覚症状を感じにくいといわれますが、適切な治療をしないまま症状が進行してしまうと、体の至るところでさまざまな合併症を引き起こす、とても恐ろしい病気です。

糖尿病は、インスリンが十分に作用せず、血液中のブドウ糖が多くなってしまう病気です。

糖尿病には「1型糖尿病」と「2型糖尿病」があります。

1型糖尿病は、インスリンをつくるすい臓の細胞の働きが、自己免疫などによって壊され、インスリンがつくられなくなることで起こります。

主に子どもや若い人に発症します。

一方、インスリンの分泌が少なくなったり、働きが悪くなったりすることで起こるのが2型糖尿病です。

日本人の糖尿病患者の約90%を占めているといわれています。

2型糖尿病は遺伝的な体質と食べ過ぎや運動不足、肥満などの生活習慣が関係しています。


では、どのようにして2型糖尿病が発生するのでしょう。

私たちが食事をすると、炭水化物はブドウ糖へと変化します。
その後、ブドウ糖は血液中に吸収されます。
このとき、血液中のブドウ糖が増えたことに反応して、すい臓からインスリンが分泌され、ブドウ糖は分解されて体内を巡り、臓器や筋肉を動かすためのエネルギーとして使われることになります。

しかし、すい臓から出るインスリンの分泌量が少なかったり、働きが低下したりすると、ブドウ糖は血液中に置き去りにされてしまい、高血糖状態になります。
これが長期間続くと、やがて糖尿病を発症することになるのです。

近年の研究では、睡眠不足により、このように重要な働きを担うインスリンの分泌量が減るという結果が数多く報告されています。

オランダのライデン大学の研究チームは、睡眠時間が短すぎると、血糖値がたとえ正常であっても、インスリンの作用を受ける細胞の感受性が悪くなり、糖尿病のリスクが上がると発表しています。

アメリカのシカゴ大学での研究では、健康な若者の睡眠時間を4時間にしたところ、1週間で初期の糖尿病患者のような高血糖の状態になったそうです。

また、シカゴ大学のほかの研究では、たいへん興味深い結果が報告されました。

健康な若者の深睡眠を騒音によって妨げ、浅い睡眠が続くようにしたところ、若い成人の平均とされる80〜100分あった深睡眠の時間が、60代の平均とされる20分までに減少したのです。

そして**深睡眠が減った結果、インスリンの働きも25％低下し、血糖値は23％も高くなった**そうです。

このような結果をみても、インスリンが正常に働くためには、理想的な睡眠時間が確保され、かつ質のよい睡眠が一定時間とれていることが大事だといえます。

では、どのように睡眠をとることが高血糖や糖尿病の予防につながるのでしょうか。

インスリンは深睡眠のときに多く分泌されます。
ですから毎日の睡眠で深睡眠を、一定時間きちんととれていることが重要なのです。

ぐっすり眠り血液の流れをよくし、コレステロール値を改善

私たちの血液なかには、コレステロール、中性脂肪、リン脂質、遊離脂肪酸の４つの脂質があり、通常は体に必要な量が一定に保たれています。

このバランスの悪くなる状態が「脂質異常症」で、悪玉といわれるＬＤＬコレステロールが多いものが「高ＬＤＬコレステロール血症」、善玉といわれるＨＤＬコレステロールが少ないものが「低ＨＤＬコレステロール血症」、中性脂肪が多いものが「高中性脂肪血症」です。

現在の基準では、ＬＤＬコレステロール１４０ｍｇ／ｄｌ以上が高ＬＤＬコレステロール血症、ＨＤＬコレステロール40ｍｇ／ｄｌ未満が低ＨＤＬコレステロール血症、中性脂肪が１５０ｇ／ｄｌ以上が高中性脂肪血症と診断されます。

コレステロールや中性脂肪には「悪いもの」というイメージがありますが、コレステロールは細胞膜をつくり、また、さまざまなホルモンの原料などになります。中性脂肪はエネルギー源となり、さらに体温を保つ役割なども担っています。

しかし、食生活や運動不足、飲酒などの生活習慣の乱れによって、血液中のコレステロールなどのバランスが崩れると問題が起こります。

これらの数値が正常でないと、血管の壁がいつの間にか厚くなり、柔軟性が失われたり、血液が流れにくくなったりして血管が破れてしまうことがあるのです。

この動脈硬化が原因で脳に血液を送る動脈が切れると脳出血が起こり、血液のかたまりである血栓によって心臓を動かす血管がつまれば心筋梗塞が、心臓を動かす筋肉に酸素や栄養がいかなくなると狭心症が起こります。

高ＬＤＬコレステロール血症などの脂質異常が怖いのは、そのためです。

一般的に、コレステロール値などを正常にするための方法として推奨されているのは、食事の改善です。

バランスのよい食事をとることに加え、水溶性食物繊維を多く含む野菜や、イワシやアジなどの青魚などを積極的にとることでコレステロール値などを下げることができます。

そのほかにも、お酒の量を控えたり、運動をしたり、禁煙をすることも改善に効果があります。

さらに、あまり知られていないのですが、睡眠も非常に大切です。

睡眠中に分泌される成長ホルモンが、コレステロール値の低下にかかわっているからです。

成長ホルモンには、血液中の脂質を分解するなどして、血液中のコレステロール値を低下させる働きがあります。

そして、成長ホルモンは、深睡眠の状態になると多く分泌されることがわかっています。

そのため、ぐっすり眠ることが重要なのです。

しっかり眠れないと、私たちの健康は脅かされ、大きな病気にかかりやすくなります。

睡眠の持つ力を十分に享受できるよう、「ぐっすりストレッチ」によって一定の睡眠時間を確保し、よい睡眠をとりましょう。

忘れっぽい自分とサヨナラし「認知症」を予防する

睡眠で脳のパフォーマンスを最大限に活かす

睡眠が足りていないときに些《さ》細《さい》なミスが続いたり、考えがまとまらなかったりして、「集中力や思考能力が落ちている」と感じたことがある人は多いと思います。

これは脳が疲れているという証拠です。

睡眠は単に体の疲れを取るだけではなく、脳の疲れを取るためのものでもあります。

もう一度詳しくお話ししましょう。

睡眠にはレム睡眠とノンレム睡眠がありますが、人が眠りにつくと最初にレム睡眠が訪れ、その後にノンレム睡眠が訪れます。

ふたつを合わせたものを1周期とすると、1周期は約90～120分、1晩で4～5周期が繰り返されます。

さらに、前述したように、ノンレム睡眠は1～3のステージに分けることができ、なかでも眠りが深いステージ3を「深睡眠」といいます。

1日中働いて温度の上がった大脳は、眠りについてすぐにやってくる深睡眠のときに冷やされ、疲れが取り除かれます。

そのため、深く眠ることができないと、脳に疲れが残り、**集中力や思考能力の低下はもちろん、判断力や創造性、さらに自己評価や物事への意欲も下がってしまいます。**

ほかにも、感情を抑える機能が低下して、ちょっとしたことで怒りやすくなったり、衝動を抑制する機能が落ち、ついつい不要なものを買ったり、暴飲暴食をしたりしてしまうこともあります。

また、**記憶力や理解力が低下してしまうおそれもあります。**

実際、成績上位の子どもの方が下位の子どもにくらべて、早い時間に寝ているという研究結果も報告されています。

このように、睡眠不足は脳の機能を低下させ、さまざまな不調を引き起こしてしまうのです。

記憶は眠っている間に整理される

記憶と睡眠の関係について、もう少しみてみましょう。
睡眠の重要な働きのひとつに「記憶を整理して固定すること」があります。
脳は、ノンレム睡眠のうち、特に深睡眠のときに、嫌な記憶や重要度が低く忘れてもよい記憶を消し、レム睡眠のときに、重要な記憶を固定するとされています。

つまり、人は眠っている間に多くの記憶を整理し、必要なものだけを固定させているのです。

私たちが、毎日、見聞きする情報をすべて覚えていないのは、睡眠中に情報を整理しているからなのです。

昔の受験生は「四当五落」（4時間しか寝なければ合格し、5時間寝ると不合格になる）などといわれ、寝る間も惜しんで一生懸命勉強することがよしとされていました。

しかし、**「睡眠による記憶の定着」の重要性が明らかになった今は、逆に、夜はしっかり寝るようすすめられるようになりました。**

「最近少し忘れっぽくなったかな？」と感じている人は、もしかすると、睡眠の状態が良好ではなく、日々の記憶の整理がきちんと行われていないのかもしれません。

睡眠不足が「認知症」につながることも……

睡眠と記憶の機能についてお話ししてきましたが、睡眠がきちんととれていないと記憶の機能が低下するだけでなく、「アルツハイマー型認知症」のリスクになることが明らかになっています。

また、睡眠時無呼吸症候群がアルツハイマー型認知症のリスクになるということも報告されています。

アルツハイマー病は脳が萎縮し、知能や身体機能が衰えてしまう病気ですが、この原因となるのが、「アミロイドβタンパク質」という物質です。

このタンパク質が脳に溜まり、脳内の神経細胞を破壊してしまうのです。

アミロイドβタンパク質は、覚醒時に脳内で増加し、深睡眠時に排泄が高まることがわかっています。

睡眠障害で覚醒時間が増えてしまうと、アミロイドβタンパク質が脳内で増加しさらに排泄が効率よく進まないため、アミロイドβタンパク質が脳に沈着しやすくなり、アルツハイマー病の発症を高める可能性があるのです。

またその逆でアミロイドβタンパク質が沈着していると、睡眠障害が起こりやすくなるという研究報告も出ています。

アルツハイマー病の予防のためにも、ぐっすり眠ることは大切なのです。

ホルモンバランスを整え、「健康で若々しい体」を手に入れる

眠っているときに肌は生まれ変わる

忙しく、睡眠不足が続いているときに、肌がカサついたり、逆に脂っぽくなったりして、ふだんにはない肌のトラブルが起こったことはありませんか？

「肌の状態＝生活習慣」といったら少し大げさかもしれませんが、調子のよい肌をキープするためには、栄養バランスのとれた食生活や適度な運動などを心がけることがとても重要です。

トラブルが起きたとき、応急処置的に高価なケア用品を使い、肌のお手入れをしても、一時的には改善するかもしれませんが、根本的な解決にはなりません。

よい肌をつくるための生活習慣として、忘れてはならないのが「質のよい睡眠をとること」です。

なぜなら、**肌は眠っているときに生まれ変わる**からです。

眠っているときに分泌される成長ホルモンは、肌の細胞を修復したり、生まれ変わらせたりする力を持っています。

しかし、睡眠が足りなかったり、睡眠の質が悪かったりすると、成長ホルモンが十分に分泌されなくなってしまうのです。

特に、眠りに入って4時間以内にやってくる深睡眠の間に成長ホルモンが多く分泌され、肌の修復も活発に行われます。

肌トラブルは「深睡眠」で解決

これまで、成長ホルモンは「午後10時から午前2時の、いわゆるゴールデンタイムに、もっとも多く分泌される」と信じられてきました。

しかし最近では、眠りについてから4時間以内の深睡眠のときに、成長ホルモンが多く分泌されることが明らかになっています。

また、深睡眠をとることはもちろんですが、睡眠のリズムが整うことによっても、成長ホルモンは多く分泌されやすくなります。

ですから、「絶対にゴールデンタイムに眠らなければいけない」と考える必要はありません。

眠りについてから4時間以内に深く眠ること、毎日できるだけ同じ時間に眠るよう、睡眠のリズムを整えることを意識しましょう。

毎日同じ時間に眠り、同じ時間に起きること、深い睡眠をとることが美しい肌のためには理想といえます。

女性ホルモンの分泌を促す「ぐっすりストレッチ」

もうひとつ、美しい肌を手に入れるうえで欠かせないのが、エストロゲン（卵胞ホルモン）という女性ホルモンです。

エストロゲンには、月経を起こしたり、妊娠しやすい体、女性らしく丸みのある体をつくったり、精神を安定させたりする作用があります。

さらに、このホルモンは美容面にも力を発揮し、肌の水分量や皮脂量などを調整する働きを担っています。

女性のホルモンバランスは月経周期によって変化するため、月経前になるとエストロゲンが減少し、プロゲステロン（黄体ホルモン）が増えます。

そのため、多くの女性は、この時期に顔が脂っぽくなったり、吹き出物が出たりします。

このように、**美容面に大きな影響を及ぼすエストロゲンの分泌量も、睡眠によって左右されることがわかっています。**

睡眠不足になると、エストロゲンなどの女性ホルモンの分泌をつかさどる脳の視床下部や下垂体の働きが低下し、女性ホルモンの分泌が乱れてしまうこともあるのです。

つまり、肌の美しさに欠かせない成長ホルモンもエストロゲンも、睡眠をきちんととることによって、正常に分泌されるわけです。

美しい体、美しい肌を手に入れるためには、質のよい睡眠をとることが必要不可欠です。

また、成長ホルモンの力によって骨が強くなるといわれており、よく眠ることが「骨粗しょう症」の予防にもつながります。

よい睡眠には、美しさと健康を生み出す大きな力があるのです。

ぜひ「ぐっすりストレッチ」で深く眠り、美しい体を手に入れてください。

基礎代謝を上げ、「内臓脂肪」がつきにくい体質に

睡眠が足りないとやせにくくなる

「スリムな体型でいたい」という気持ちは少なからず、誰もが持っているものだと思います。

私たちのまわりには、ダイエットに関する食品やグッズ、本などがたくさんあふれ、次々と新たなものや方法が紹介され、若い女性を中心に多くの人がダイエットにチャレンジしています。

しかし、いろいろな方法に挑戦しているのに、なかなか結果が出ないという人もいるでしょう。

そんな人に、一度考えていただきたいことがあります。

睡眠をきちんととっていますか？

なぜ、こんな質問をするかというと、**睡眠時間と肥満は切っても切れない関係にあるため**です。

「起きている方がエネルギーを消費し、やせるのでは？」と考える人もいるかもしれませんが、それはまったくの誤解です。

信じられないかもしれませんが、寝ない人の方が太りやすいのです。

ではなぜ、寝ないと太りやすくなるのでしょう。

ひとつは、単純に長い時間起きていることで、食べ物を口にする機会が増えるということが考えられます。

夜遅くまで起きていると、夕食を食べ終えてからもついつい、夜食やお菓子などをつまんでしまうことがあると思います。これでは、起きていることでエネルギーを消費しても、摂取カロリーが消費量を上回ってしまうため、やせることにはつながりません。

しかし、実はもっと根本的な原因が存在します。

睡眠時間が足りないと、食欲をコントロールするホルモンが暴走し始めてしまうのです。

食欲や代謝をつかさどるホルモンには、レプチンとグレリンの2種類があります。脂肪細胞から分泌されるレプチンの役割は食欲を下げることです。対して、胃から分泌されるグレリンは脳の視床下部に食欲増進と血糖値上昇の指示を出すホルモンです。

睡眠が不足するとこれらのホルモンのバランスが乱れ、グレリンの分泌が増し、レプチンの分泌が減ります。

すると、血糖値が変動しないのにおなかが減る、食べても満腹中枢が働かないといった状況が起き、**食べたはずなのにもっと食べたいという気持ちがわき、食欲が増してたくさん食べてしまう**のです。

その結果、体重が減らないだけでなく、逆に増加することも考えられるのです。

この食欲にかかわるホルモンのレプチンとグレリン。これらのどちらが優位に働くかは睡眠時間で決まります。

その境目となる睡眠時間は6時間だといわれています。

不規則な生活などで、睡眠時間が6時間以下になると食欲を増加させるグレリンが多く分泌されてしまうのです。

ダイエット中の人や体重の増加が気になっている人は、この事実を知った今日から、まずは睡眠時間をしっかり確保するようにしましょう。

スマートな体は「ぐっすり」から始まる

レプチンとグレリンのバランスが崩れることだけでなく、睡眠不足は基礎代謝にも影響してきます。

基礎代謝とは、生命を維持する活動に使うエネルギーのことで、一般的に成人の男性であれば1日あたり約1450キロカロリー、女性であれば約1100キロカロリーの熱量が使われているといわれています。

基礎代謝量が多ければ多いほど、人は太りにくくなりますが、この基礎代謝をアップさせる力を持つのが、睡眠中に出る成長ホルモンです。

成長ホルモンは深い眠りであるノンレム睡眠時、なかでも深睡眠のときに多く分泌され、細胞の回復などに力を発揮しますが、実は余計な脂肪を燃焼させる力も持っています。

つまり、**毎日深く眠り、よい睡眠がとれていれば、それだけで基礎代謝がアップし、太りにくい体になる可能性がある**というわけです。

あれこれとダイエットを試す前に、まずはしっかりと眠って太りにくい体づくりをすることが大切です。

スマートな体は睡眠から始まるといっても過言ではないのです。

ぐっすり睡眠で
ストレス解消！
心の健康を手に入れる

心が安定して「うつ病」予防。毎日がイキイキ

よく眠れた日は朝起きたときにすっきり、はつらつとした気分になります。これはよい睡眠をとったことで脳の疲労がなくなり、機能が回復したことのあらわれです。

ストレスが多少あっても、睡眠で脳の機能が回復すれば晴れ晴れとした気持ちで毎日を送ることができます。

しかし、睡眠不足で脳の機能が回復しないまま毎日を過ごしていると、ある問題が起こる可能性があります。

その問題とは「うつ病」です。

うつ病の症状には、何をするのも面倒くさくなる意力の低下や、集中力・思考能力の低下、物事への興味の喪失、不安感の増加などがあります。

気づいた人がいるかもしれませんが、これは私たちが睡眠不足のときに感じる状況に似ているのです。

みなさんのなかにも数日間睡眠不足が続いたことで、やる気が起きなかったり、集中力に欠けてしまったりした経験がある人は少なくないと思います。

たとえば、仕事をしている場合、計算ミスや会議の内容が頭に入らない、家事をしている場合でも作業効率が落ち、集中力がなくていろいろなことに手を出してしまう……。

うつ病までにはならなくても、**睡眠不足は精神状態を不安定にして、行動にも影響を及ぼすことがあるの**です。

また、うつ病を発症している人を調べたところ、80〜85%が不眠で、10〜15%の人が過眠傾向にあるという調査結果が出ています。

このように不眠とうつ病には深い関連があり、怖いことに不眠は心の健康を奪ってしまう恐れもあるのです。

「最近、ちょっとやる気がわかないな」とか、「今まで好きだったことにも興味が持てないいな」と感じている人は自分の睡眠を見直してみてください。

もしかすると、いつもよりも睡眠時間が短くなっているかもしれません。

そこで、もし睡眠が足りていないと思ったら、今日から十分な睡眠をとるように心がけましょう。

はつらつとした気分で朝が迎えられれば意欲もわき、生活の質も大きく変わっていくはずです。

パフォーマンスは睡眠で上がる

アスリートがしっかりと睡眠をとるということはよく知られている話です。

それは睡眠によってパフォーマンスが上がることが実証されているからです。

ここで睡眠とパフォーマンスアップについて興味深い話をひとつ紹介します。

アメリカのスタンフォード大学で行われた睡眠とパフォーマンスに関する研究によると、バスケットボール選手たちに平均していつもよりも2時間ほど多く睡眠をとってもらったところ、競技のパフォーマンスがアップするという結果が出ました。

具体的には、ダッシュのスピードがアップしたり、フリースローのシュートが入る確率が上がったり、気持ちの面でもやる気が増したというのです。

この結果からみても、睡眠にはパフォーマンスや意欲を上げる効果があることは明らかです。そして、プロのスポーツ選手は一般の人よりも睡眠の重要性を認識しており、しっかり睡眠をとることを意識的に行っています。

日本のプロ野球選手などもそうですが、遠征で遠くへ行って試合をすることが多々あります。そのときにもよく眠れているかが、力を発揮できるかどうかのポイントのひとつになるのです。

ことにアメリカのプロ野球選手は移動が多く、さらに国内であっても時差が発生する場合があります。そのため、いつもと同じように眠りにつけるか否かで成績に影響が出てくるのです。

シーズンも終盤にかかり、体力がギリギリのところでタイトル争いなどをしている場合、パフォーマンスを上げるためによい睡眠がとれているかが肝になります。

このようなことからも**よいパフォーマンスをしたい、持っている力を十分に発揮したいと思っている人にとっては、深い睡眠をとること、ある一定の睡眠時間をきちんと確保して1日の疲れを取ることが大切**なのです。

PART 5

さらにぐっすり眠るための8つの裏技

邦楽で起きれば
気持ちいい目覚めが
待っている

スマートフォンを目覚ましにしない

最近は、朝目覚まし時計のかわりに、スマートフォンのアラームで起きている人が多いようですが、それはあまりおすすめしません。

なぜなら、**スマートフォンのディスプレイのブルーライトが、睡眠の質を下げてしまう**からです。

ブルーライトとは、波長が380〜495mmの青色光のことですが、実はこれは、私たちの目に見える光のなかで、もっともエネルギーが強いものなのです。

ブルーライトには、日中に分泌される、コルチゾールというホルモンの分泌を促す効果があります。

そのため、眠る前にブルーライトに触れると、体内時計が乱れてしまう恐れがあるのです。

また、スマートフォンなどは、一度使い始めると、つい時間を忘れてしまい、それによって大切な睡眠時間が削られる可能性もあります。

そのため、眠るときには、できるだけスマートフォンを近くに置かないように目覚まし時計で起きるよう習慣づけましょう。

アラームを帰宅後に設定して〝快眠〟へ

目覚まし時計に関しては、ほかにも、気をつけていただきたいことがあります。それはアラームの設定のタイミングです。

おそらく、多くの人は寝る直前、ふとんに入るときにアラームを設定すると思います。

しかし、これが**交感神経を働かせ、眠れないきっかけをつくる**おそれがあります。

設定時に時間を目にすると、翌朝の起床時間から引き算をして「あとどれだけの時間、眠ることができるのか」と考え始めてしまうことがあります。

そこから焦りや緊張が生まれると、交感神経が高ぶり、眠りを妨げてしまうのです。

そのため、**アラームは、帰宅後すぐに設定する**ことをおすすめします。

帰宅直後が難しい場合は、入浴前や食事の後など、睡眠と直接的にかかわらないタイミングで設定してもいいでしょう。

なお、時間が目に入っただけで緊張してしまうこともあるので、目覚まし時計を置く場所にも注意が必要です。

目覚まし時計は、目に入りづらい足元や体から離れた場所に置き、寝室の時計も、目につく位置には置かない方がよいでしょう。

もし、目覚ましのアラーム音だと、スッキリ起きられないという方は、ミュージックプレイヤーのタイマー機能を使って邦楽で起きるのがおすすめです。

邦楽は脳が勝手に歌詞を認識するため、徐々に目覚め、すっきりと起きられる可能性が高まります。

幸せな眠りを
運んできてくれるのは、
朝の一杯の味噌汁

朝食が、睡眠を大きく左右する

睡眠の質は、日々の食事によっても左右されます。

なかでも朝食は、非常に重要です。

「朝、日光を浴びることで体内時計が調節される」というのはよく知られていますが、同様に、「毎日規則正しく朝食をとることで、体内時計が調整される」ことが、最近の研究で明らかになっているのです。

また、朝食をきちんととることで、必要なエネルギーが体に取り込まれ、消化器官が活動を始め、脳が働き、体温が上昇します。

朝からエネルギッシュに活動すれば、夜、脳と体は疲れを回復するため、休息を求めますから、自然と眠りにつくことができます。

みなさんのなかには、もしかしたら、「朝早く起きて朝食をとるよりも、できるだけ長い時間寝ていたい」「朝は食欲がわかないので、いつも食べずに出かけている」という人もいるかもしれません。

しかし、**「ぐっすり眠れていない」と感じているなら、朝食は必ずとってください。**朝、目覚めたら、日光を浴びると同時に、1時間以内に必ず朝食をとるようにしましょう。

なお、朝食による体内時計の調節機能を最大限に活かすためには、早めに夕食をとり、翌日の朝食までの時間をできるだけ長くあけた方がよいといわれています。

さらに、朝の食欲は、前の晩の食事の内容に影響されることがあります。

夕食は、眠る4時間前までに終え、油っぽいもの、重たいものは控えるよう心がけましょう。

味噌汁に含まれる「トリプトファン」が、心地よい眠りへと導く

質のよい睡眠を得るためには、「朝食で何を食べるか」も大事です。

特に、みなさんに朝食でとっていただきたいのが、「トリプトファン」という栄養素です。

トリプトファンは必須アミノ酸のひとつです。

人は、必要な量のトリプトファンを体内で合成することができず、食品からとらなければなりません。

そしてトリプトファンは、体内に入ると、精神を安定させる働きがある「セロトニン」というホルモンに変わります。

日中、人の体内ではセロトニンが分泌されますが、セロトニンは、夜になると、酵

素の働きを受け、自然な睡眠を促すホルモンである「メラトニン」に変わります。
つまり、トリプトファンを多くとることで、セロトニンが、さらにはメラトニンが多く分泌され、人は眠りにつきやすくなるのです。

なお、トリプトファンは大豆製品や赤身の魚、牛肉や豚肉、卵、乳製品、ナッツ類に多く含まれています。

またトリプトファンは、インスリンによって脳へ運ばれることがわかっています。
ですから、朝食のメニューは、糖へとかわり、インスリンの分泌を促す**ごはんと、トリプトファンを多く含む納豆、干物の魚、卵などを一緒に食べる**のがベストだといえるでしょう。

ただ、どうしても時間がなかったり、食欲がわかなかったりして、しっかりと朝食をとれない日もあるでしょう。

そんなときでも、できれば**味噌汁一杯は飲む**ようにしてください。

大豆製品である味噌には、もともと、トリプトファンがたっぷり含まれているからです。

お湯を注ぐだけでいい、インスタントの味噌汁でもかまいませんし、もし自分で作る余裕があるなら、卵や豆腐などを具材にするとよいでしょう。

最後に、朝食に限らず、食事をするときは、**よくかむ**ことを意識してください。

咀嚼《そしゃく》しアゴを動かすことで、脳は活性化します。

朝食をしっかりかんで食べれば、朝から頭がすっきりとさえ、活動的に1日を過ごすことができるはずです。

眠りを妨げる「眼精疲労」は温かい蒸しタオルで解消

目の疲れを取ればぐっすり眠れる

すでにお話ししたように、スマートフォンのディスプレイなどに使われているブルーライトは、体内時計を乱し、睡眠を妨げるおそれがありますが、スマートフォンやパソコンなどの使いすぎによって起こる「目の疲れ」も、やはり質のよい眠りをとるうえで、マイナスとなります。

目の疲れとは、眼球そのものが疲れている状態ではありません。

目を動かす筋肉が疲労することで血行が悪くなり、目がしょぼしょぼしたり、頭痛や肩コリなどが引き起こされたりする状態をいいます。

また、**目の疲れは、自律神経の働きにも影響を及ぼします。**

目が疲れ、顔や首の筋肉が緊張すると、脳への血流が減ります。すると、血流が減ったことで脳がストレスを感じ、交感神経が優位になってしまうのです。

睡眠不足によって目が疲れ、交感神経が優位になることで、ますますよい眠りが得られなくなる。

そんな悪循環が起きることもあるでしょう。

蒸しタオルで目をリフレッシュ

目の疲れを取るもっとも手軽な方法は、「蒸しタオルで目を温めること」です。

濡れたタオルをよく絞り、くるくる巻いて、500wのレンジで1分温める。

そして、腕の内側で温度を確認し、もし、「熱い」と感じるようでしたら、開いて冷ましてください。

それを目の周辺にあてるだけで、ほんのりと温まり、筋肉の緊張がほぐれます。

すると、血行がよくなり、緊張もほぐれてリラックスできるため、副交感神経が優位に働きます。

最近では目を温めるタイプのアイマスクなども販売されています。

蒸しタオルをつくるのが面倒な場合には、そのようなグッズを使ってもよいでしょう。

また**睡眠が足りないと、目のピント調節機能が下がってしまうといわれています。**

「老眼」予防のためにも目の疲れを取ってぐっすり眠ることをおすすめします。

コーヒーとアイマスクで「睡眠負債」を返済

睡眠の負債は分担で返す

仕事やおつきあいでどうしても帰宅時間が遅くなり、睡眠時間が足りなくなってしまう。

社会人なら、そんなこともあるでしょう。

このような場合、週末に〝寝だめ〟をして調整をしようと考える人が多いようですが、それでは確実に睡眠のリズムが乱れてしまいます。

そこで覚えておいていただきたいのが、**平日の睡眠時間の借金、いわゆる「睡眠負債」を、1週間単位で調整していくという方法**です。

たとえば、深夜1時から朝6時までしか寝られない日が週の前半に続いたときは、木曜日や金曜日に1時間多く眠り、調整をします。

眠れなかった時間を1日にまとめて返すのではなく、何日かに分けて、少しずつ返すことがポイントです。

生活リズムの乱れは週内で調整する

私は、患者さんには睡眠日誌というものを書いてもらい、毎日の睡眠時間や生活の状況を教えてもらっています。

1週間単位でみた場合、週の前半は夜遅くならないように注意しつつ生活しているのに、週の後半になると、仕事の終わりの時間が遅くなったり、飲み会が入ったりして、生活リズムが崩れてくる人が多いように思います。

たいていの患者さんは、定期的な通院によって生活リズムを立て直しています。

同様に、もしみなさんが**「眠る時間が遅くなり、リズムが乱れてきたな」と感じたときには、できるだけその週の間で調整する**よう心がけてください。

もし、仕事が原因で睡眠時間が少なくなってしまう場合には、どの時間まで仕事のレスポンスをするのか、仕事のことを考えるのかを決めた方がよいでしょう。

また、プライベートタイムの過ごし方にも注意が必要です。
女性のなかには、夜ゆっくりできる時間にインターネットショッピングを楽しんでいる方が多くいらっしゃるようです。

やりたいことを存分にやることも、ストレスの発散のためには必要です。
しかし、睡眠の時間が足りていないと感じたときには、1週間で睡眠時間を調整できるよう、夜の時間の使い方を改めましょう。

昼寝をするなら午後1時がおすすめ

睡眠が不足すると、眠気に襲われたり、頭がボーッとしたりするため、どうしても日中のパフォーマンスの質が低下してしまいます。

夜に十分な睡眠をとることができず、日中に眠くなってしまう場合は、潔く昼寝をするのもよいでしょう。

うまくとりさえすれば、昼寝は決して悪いことではありません。

起きた後はすっきりと頭がさえ、その後のパフォーマンスは確実に上がるはずです。

では、どのようにとるとよいのでしょうか。

ただ「眠気を感じたら寝る」だけではパフォーマンスの向上にはつながりません。

私がおすすめしたい昼寝の方法は、**「あまり眠くなくても、午後1時くらいに、15~20分の仮眠をとる」**というものです。

昼間、人がもっとも眠気に襲われるのは、午後2時から3時の間です。

そもそも人間の生体リズムは、午前および午後の2時から4時ごろに眠くなるようにできているといわれています。

さらに、昼食で食べたものを消化するため、胃に大量に血液が送られ、脳に送られる血液量が減ること、昼食後に血糖値が急激に変化し、低血糖状態になって、脳の栄養分であるブドウ糖が減ることも、眠気の大きな原因となります。

この、「午後2時から3時の眠気」が訪れる前にわざと昼寝をすることで、頭と体がリセットされ、もっとも眠くなる時間帯に眠気が起きづらくなるのです。

また、仮眠をとる際には、あまりいい環境で寝ないようにしましょう。

近年、仮眠用のスペースを設けている企業もありますが、いい環境で寝てしまうと、ついつい眠りが深くなり、体温が下がり、短時間ですっきりと起きることが難しくなってしまいます。

あえて、イスに座ったり、机に伏せたりするといった、寝づらい姿勢で眠るようにすることが大切です。

一杯のコーヒーがいい昼寝にはかかせない

また、喫茶店などへ行って休むのもよいでしょう。

その場合、アイマスクをすると、視界から入る光が遮断され、明るく人が多い環境でも短時間で眠りやすくなります。

そして、**昼寝の前には、必ず一杯のコーヒーを飲みましょう。**

ホットでもアイスでも構いません。

「眠る前にコーヒーを？」と不思議に思うかもしれませんが、これがパフォーマンスアップにつながる「賢い昼寝」をするための大きなポイントです。

コーヒーの香りには、副交感神経を優位にする効果があるといわれています。

そのため、若干ではあるかもしれませんが、催眠作用が期待できます。

一方で、コーヒーに含まれる**カフェインには、交感神経を刺激して眠気をなくし、気分をすっきりとするという効果があります。**

ただ、個人差はありますが、この効果が出るまでにはある程度の時間がかかります。

胃でカフェインが吸収され、体を巡って脳で作用するまでに、約20〜30分かかると考えられます。

この時間差をうまく使い、飲んだ後から昼寝を始めて、カフェインが効き始める時間に起きるようにするといいわけです。

コーヒーの香りによる催眠作用と、カフェインが脳に働きかけるまでのタイムラグをうまく使えば、昼寝をしてもすっきりと目覚め、仕事を再開することができるはずです。

日中眠気に襲われた場合は、ぜひここに書かれている内容を参考に、「上手な昼寝」をしてみてください。

なお、どんなに遅くても、昼寝をするのは午後3時までとし、20分以上は眠らないようにしましょう。

3時以降に昼寝をしたり、20分以上眠ってしまったりすると、夜の睡眠の妨げになってしまうからです。

仕事を終えて帰る際、電車のなかでついつい寝てしまうという人もいるかもしれませんが、これも夜の睡眠に影響します。

できるだけ起きたまま帰宅するようにしましょう。

手足が冷たくて
眠れないときこそ、
湯たんぽは使わない

「冷え」は睡眠にとっての大敵

体温が著しく低い状態、いわゆる「冷え」に悩んでいる女性は、少なくありません。女性は男性に比べて筋肉量が少ないため、つくられる熱量も少なく、どうしても体温が低くなってしまいやすいのです。

そして、冷えは「万病の元」ともいわれています。

体温が下がると、免疫力が下がったり基礎代謝が落ちたりして、体にさまざまな不調が生じるためですが、実は冷えは、睡眠にとっても大敵です。

冬の寒い時期に、手足の先が冷え、ふとんに入ってもなかなか寝つけない。

みなさんのなかには、そんな悩みを抱えている方もいらっしゃるのではないでしょうか。

人が眠りにつくとき、必ず手足から熱が放散されます。

それによって深部体温が下がり、一日中働いた脳と体が休息モードに入って、眠気が訪れるのですが、冷え症の人は血行が悪いため、手足が冷たいままで、体内の熱がうまく放散されません。

また、そもそも深部体温があまり上がらないため、深部体温が高いときと低いときの差が生まれず、眠気が訪れにくい傾向があります。

体が冷えやすく、なかなかぐっすり眠れないという人は、熱を放散しやすくするため、寝る前にぬるめのお風呂にゆっくり入ったり、血行をよくするサプリメントをとったりするとよいでしょう。

冷えや、冷えによる睡眠不足を解消しようとさまざまな方法を試すのはよいのですが、なかには逆効果になってしまうこともあります。

たとえばみなさんのなかに、「冷え症で足が冷たいから」と、靴下を履いたままふとんに入っている人、電気毛布をつけたり、足元に湯たんぽを入れたりしたまま眠っている人はいませんか？

こうした方法によって足や体を温めれば、たしかに冷えが緩和され、眠りにつきやすくなるかもしれません。

しかし、外側から温めるだけでは、体にこもった熱がうまく放散されず、結果的によい睡眠をとることはできません。

足が冷えるのであれば、ふとんに入る前に、お風呂などでしっかりと足や体を温め、ふとんに入るときには必ず靴下を脱ぎましょう。

また、電気毛布や湯たんぽは、直前まで入れておき、眠るときには使わないようにしましょう。

なお、「寝床内環境」は、睡眠の質を大きく左右します。

ふとんをかけて眠る場合、1年を通して、そのなかの温度は32～33度、湿度は45～55％であることが理想的だといわれています。

「寒いから」「足が冷えるから」といって、ふとんのなかを温めすぎるのではなく、最適な寝床内環境を保つよう心がけましょう。

また、ご夫婦が同じ寝室に寝ている場合、夏のエアコンの温度設定が問題になることが少なくありません。

筋肉量が多く体温が高い男性にとっては暑いと感じられる部屋でも、冷え症の女性にとっては寒く感じられることが多いのです。

このような場合は、先に述べた「最適な寝床内環境」を目安に、男性が女性に合わせ、エアコンの温度を少し高めに設定するとよいでしょう。

それでも折り合いがつかないときには、夏の間だけでも寝室を別にし、互いに快適な環境で眠った方がよいかもしれません。

「ぐっすりストレッチ」で冷えを改善

一般的に、男性に比べ、女性の方が不眠の傾向が強いといわれていますが、そこには、女性ホルモンの働きが関係していると考えられます。

女性ホルモンには卵胞ホルモン（エストロゲン）と黄体ホルモン（プロゲステロン）があります。

エストロゲンはレム睡眠を減少させ、反対にプロゲステロンには催眠作用があるといわれています。

女性は月経による女性ホルモンの変化に加え、出産や加齢などの影響でホルモンバランスが変わるため、男性に比べると、どうしても睡眠が不安定になってしまいやすいのです。

特に更年期には、「手足の冷えがひどくなった」と感じたり、ぐっすり眠れなくなったりする方が多いようです。

更年期になると、女性ホルモンの分泌が急激に減少します。
そのため自律神経が乱れやすくなり、冷えを強く感じることがあるのです。

また、更年期になると、睡眠に必要なメラトニンなどのホルモンの分泌も減ります。
その影響によって、睡眠時間が徐々に前倒しになり、朝早く起きるようになったり、なかなか熟睡できず、夜中に目が覚めたりすることもあります。

更年期を迎え、「冷えがひどくなった」「質のよい睡眠がとれなくなった」と感じたときは、医師の診断を受け、ホルモンのバランスを整える薬などを処方してもらった方がいいかもしれません。

もし「病院へ行くほどでもない」という場合は、やはり眠る前に体を温め、熱の放散がしっかりできる状態をつくるよう、心がけましょう。

更年期の女性も**深部体温が低いことが多いため、入浴はシャワーだけで済ませず、湯船にゆっくりつかることをおすすめします。**

シャワーですませる場合は、「ぐっすりストレッチ」のＳｔｅｐ１を忘れずに行いましょう。

そのほか、体を温める食材を積極的にとるようにしたり、体温を上げる作用のあるサプリメントを服用したりするのもよいでしょう。

枕を変えれば、体のコリも睡眠も改善する

枕を変えて「体のコリ」を解消

みなさんは今、どのような枕を使っていますか？

おそらく、何年も同じ枕を使い続けている人もいれば、最近、新しい枕を買ったばかり、という人もいるでしょう。

それぞれ、何らかの理由があって、今の枕を使っているのだと思いますが、できれば一度、その枕が本当に自分に合っているかどうか、見直してみてください。

快適な睡眠を得るうえで、枕選びはとても重要です。

現在、世の中には、さまざまな種類の枕が出回っています。

心地よい眠りを得るため、ぜひそのなかから、自分に合う枕を探してみましょう。

なかでも特に気をつけたいのは、枕の高さです。

朝起きたときに肩コリを感じる人は、枕が高すぎて、首や肩の血行が悪くなっている可能性があります。

また、いびきをかく人も、やはり枕が高く、気道が圧迫されているかもしれません。

では、どのような枕を選べば、体がこったり疲れを感じたりせず、質のよい睡眠を得ることができるのでしょう。

人それぞれ体つきが違い、眠るときの姿勢も異なります。

仰向けに寝ている人の理想の枕

寝た状態で首の骨から肩にかけての自然なS字カーブが保てる形

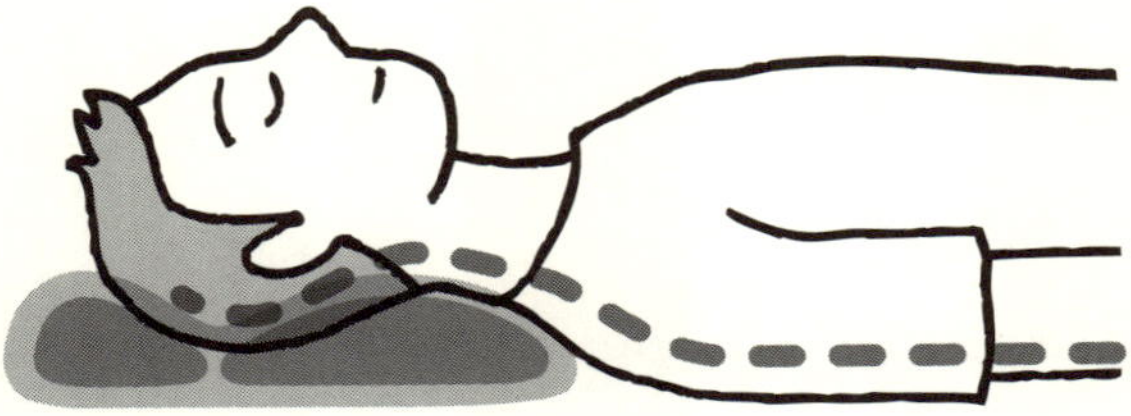

そのため、すべての人に共通する「理想の枕」はなく、体のつくりと睡眠時の姿勢に応じて、理想の枕のあり方も変わってきます。

まず仰向けで寝る場合は、**寝転んだときに首の骨（頸椎《けいつい》）から肩にかけて、S字のカーブが自然に維持できていれば、自分に合った枕を使っていることになります。**

通常、頸椎は、まっすぐではなくゆるやかに前方に湾曲し、S字を描いています。

この状態を寝ているときにも保つことができれば、起きたときに感じるコリを防ぐことができるでしょう。

横向きに寝ている人の理想の枕

頭から背骨にかけて
まっすぐな姿勢を保てるものがおすすめ

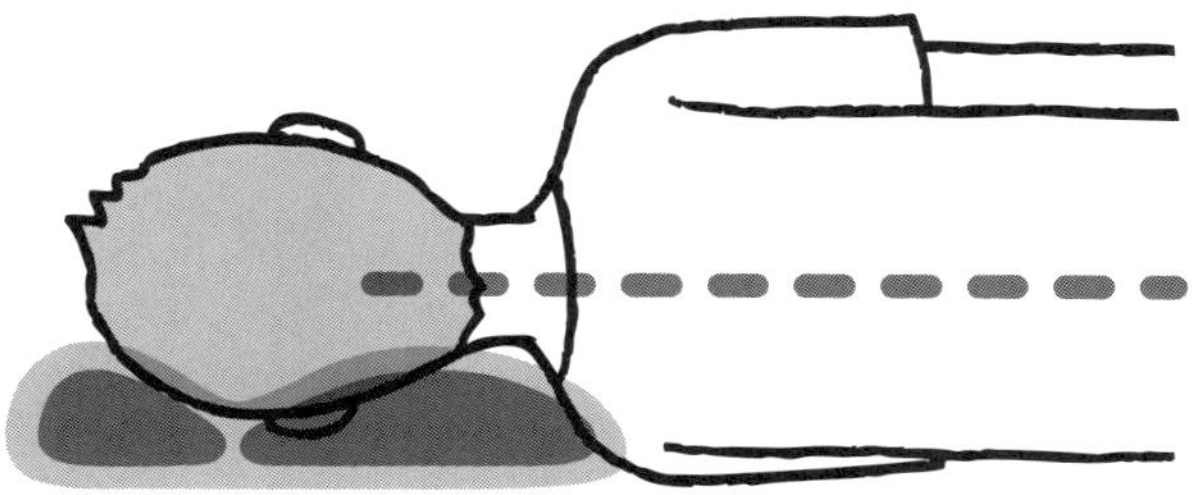

ただ、S字のカーブが少ない（浅い）人もいれば、深めに湾曲している人もいます。最近では、カーブを測定し、オーダーメイドで枕を作ってくれる専門店もたくさんありますので、自分だけで判断するのが難しいときは、お店を訪ねてもよいでしょう。

一方、横向きで寝る人の枕の選び方は、仰向けの人の場合とは少し異なります。横向きの場合は、寝転んだときに、頭から背骨にかけてまっすぐな姿勢が保てる枕を選びましょう（前ページ参照）。

頭が沈み、下側の肩に負担がかかったり、高すぎて、首から背中にかけてまっすぐに保てなかったりするものは、血行を悪くするので避けましょう。

枕の横幅は頭3個分が最適

枕選びにおいて注意したいポイントは、ほかにもあります。

たとえば、素材。

枕の素材には羽根、そばがら、ビーズ、低反発ウレタンフォームなど、さまざまなものがあります。

素材によって、枕に頭をのせたときの感触や、頭の沈み方が異なりますので、さわり心地がよいと感じられるもの、横になったとき、きちんと姿勢を維持できるものを選びましょう。

また、枕の大きさも、さまざまですが、**寝返りをうったときに枕から落ちないよう、頭3個分くらいの幅があるものを選ぶとよいでしょう。**

なお、せっかく自分に合う「理想の枕」を選んでも、正しく使わなければ、宝の持ち腐れになってしまいます。

眠るときには、肩の上の部分（肩口）が枕の下の部分にあたるように、頭と首をしっかり枕に置きましょう。

正しい枕を選び、正しく使うことで、睡眠中に体がこったり疲れたりするのを防ぎ、質のよい眠りを得ることができるはずです。

弾力性のあるマットレスでぐっすり

せっかく自分に合う高さの枕を選んだのなら、マットレスにもこだわりたいところです。

柔らかすぎて体重を支えられなければ体は沈んでしまい、結果的に高い枕を使っていることになってしまいます。

寝転んだときに体の軸が一直線になるような、**ある程度弾力性のあるマットレスを使うことで体に負担がかからず**、睡眠の質も変わってきます。

最近ではいびきや無呼吸症候群の対策として、横向き用のマットレスも開発されています。

このマットレスは、仰向けに寝ても体重をしっかりと支え、横向きになっても肩が沈んでしまわないようにつくられています。

枕と同じように自分にぴったりと合うマットレスや敷きぶとんを選ぶようにしましょう。

よい寝具を選ぶことが「腰痛」の予防・改善にもつながります。

無呼吸症候群、いびきは、テープを貼るだけで解決できる

いびきと睡眠時無呼吸症候群の関係

ここからは、睡眠にまつわるさまざまなトラブルの解決方法をご紹介します。「ぐっすりストレッチ」と合わせて実践し、より質のよい眠りを手に入れましょう。

まず、「いびき」についてお話しします。

同じ寝室で寝ているパートナーや、一緒に旅行をした友人に「いびきがうるさい」と指摘され、睡眠中に自分がいびきをかいていることを知る人は多いと思います。

また、よく寝たつもりでも日中眠気が出たり、頭がぼーっとして集中力に欠けたりする場合も、自分では気がついていないだけでいびきをかいている可能性があります。

いびきは、単に一緒に寝ている人に大きな音で迷惑をかけるだけではなく、自身の睡眠の質を低下させ、さらに重大な病気を引き起こす危険性をも含んでいるのです。

眠っているときに起こる、いびきなどの呼吸障害を「睡眠関連呼吸障害」といいます。

この障害のなかに、「単純性いびき症」や「閉塞性睡眠時無呼吸症候群」があります。

なかでも多くの人が専門医にかかって治療しているのが「睡眠時無呼吸症候群」です。

この疾患の診断基準は1時間に5回以上、10秒以上呼吸が止まった、もしくは弱まったかどうかにあります。

これまでは、いびきをかいている人の多くが睡眠時無呼吸症候群だったため、「いびきは睡眠時無呼吸症候群を見つける手がかりになる」と考えられてきました。

しかし最近では、睡眠時無呼吸症候群の診断基準を満たしていなくても、ある程度頻繁にいびきをかく人には、健康を害する危険性があることがわかっており、たとえば「**いびきを週3回以上かいている人は、心筋梗塞のリスクが高い**」ともいわれています。

「いびきをかいている」という自覚がある人、よく他人から指摘される人は、いびきをかかないようにするため、何らかの対処をした方がいいでしょう。

現代人はいびきをかきやすい⁉

いびきをかかない方法をご紹介する前に、まず、いびきのメカニズムについて、簡単に説明しておきましょう。

人が眠っているときにいびきをかくのは、気道が狭くなるからです。

起きているとき、気道は筋肉によって支えられているため、狭くなることはなく、スムーズな呼吸が可能です。

しかし、眠っているときには、のどの筋肉の緊張がゆるんで舌の位置が下がるため、気道が狭くなって空気抵抗が生まれ、それが音として外へ出てしまうのです。

誰でも、**眠れば自然と気道が狭くなりますが、太って体に脂肪がつくと、のどにも同じように脂肪がつき、気道が狭くなって、さらにいびきをかきやすくなります。**

鼻に疾患がある人、下あごが小さい人も、いびきをかきやすいといえます。

鼻に疾患があると、どうしても口呼吸になってしまいがちですが、口呼吸をしているときは、舌の位置が下がって、気道が狭くなるからです。

下あごが小さい場合も、舌がおさまりきらずのどの方に下がりやすく、やはり気道が狭くなります。

なお、現代人は、下あごが小さい人が増えているといわれています。

また、いびきは疲労や老化、飲酒によってもかきやすくなり、眠るときの姿勢にも大きく左右されます。

「いびきをかくのは、中年の男性」という、誤ったイメージを持っている人もいるかもしれませんが、実際には老若男女、体型を問わず、誰でもいびきをかく可能性があるのです。

いびきは抱き枕で改善

それではここで、自分でできるいびきの改善法をご紹介しましょう。

すでにお話ししたように、いびきの大きな原因は、さまざまな原因によって気道が狭くなることにあります。

太っている人は、まず食生活の見直しや適度な運動を行い、体重と脂肪を減らしましょう。

のどのまわりの脂肪が減れば、気道が広がります。

鼻に疾患がある人は、質のよい睡眠を得るためにも、治療をすることをおすすめします。

口呼吸がくせになっている人は、鼻呼吸に切り替えましょう。

医療用テープを口の端に貼ることで、寝ているときに自然と口が開いてしまうのを防ぐこともできます。

ちなみに、鼻呼吸にすることで、誤嚥性《ごえんせい》肺炎などの病気の予防にもつながります。

ただ、いきなり鼻呼吸にすると、鼻の粘膜が乾燥するなど、違和感を覚えることがあります。

そのため、エアコンをかけっぱなしにして寝ない、寝室の湿度を調整するなど、鼻呼吸しやすい環境を整えた方がよいでしょう。

なお、飲酒をしてから眠ると、のどの筋肉がさらにゆるむため、いびきをかきやすくなります。

また、アルコールが体内で分解されるときには交感神経が優位になるため、睡眠の質も低下します。

お酒を飲むと、一時的にはリラックスして副交感神経が優位になるため、眠りにつきやすくなりますが、全体的にみれば、睡眠にとっては、むしろマイナスなのです。

飲酒が習慣になっている人には難しいかもしれませんが、いびきを予防するためにも、質のよい睡眠を得るためにも、寝る前にお酒を飲むのは、できるだけ控えるようにしましょう。

眠るときの姿勢については、仰向けに寝ると舌の位置が下がりやすいため、横向きで寝ることをおすすめします。

「最初は横を向いていても、眠っている間に、仰向けになってしまう」という人は、**抱き枕を抱えて寝ると、姿勢が比較的安定し、いびきをかきにくくなります。**

行動の「パターン化」で子どもも大人も寝つきがよくなる

十分な睡眠時間をとれない子どもが増えている

「夜、なかなか子どもが寝てくれない」。
そんな悩みを抱えている親御さんは、少なくありません。

一般的に、大人の理想的な睡眠時間は6・5〜7・5時間といわれていますが、子どもには年齢に応じた、理想的な睡眠時間があります。

たとえば、保育園や幼稚園に通う、就学前の子どもであれば10時間以上が理想です。健やかな成長のためには、大人よりも長い時間眠る必要があるのです。

しかし、日本小児保健協会が行った調査によると、近年、子どもの生活が夜型化しており、睡眠時間が短くなっているそうです。

子どもの生活が夜型化した大きな原因として、大人の生活リズムの影響と、夜間の家のなかの環境が挙げられるでしょう。

たとえば、共働きのご家庭の場合。

夕方6時ごろ、園に子どもを迎えに行き、帰宅後、食事を済ませたら、テレビやDVDを流しつつ、子どもが遊んでいる間に自分の仕事を片づける。

あっという間に10時近くになり、急いで子どもをお風呂に入れ、寝かしつける……。

このような生活を送っている方は多いのではないでしょうか。

もちろん仕方のない部分はあるでしょうが、このように大人の都合が優先されると、結果的に、子どもの活動時間帯が遅い時間にずれ込んでしまいます。

しかも子どもにとって、最大の関心事は「遊ぶこと」にあります。

おそらく多くの子どもは、夜になろうと、睡眠時間が削られようと、「できれば遊んでいたい」と思っているでしょう。

そんな子どもが、遅い時間までテレビのついた光の明るい部屋にいれば、「眠くない」

「眠りたくない」と思ってしまうのも当然といえるかもしれません。

子どもがぐっすり眠るために必要なのは、「習慣のリストラ」

では、子どもに質のよい睡眠をたっぷりとらせるには、どうすればよいのでしょう。

私は、大人が意識して夜型の生活を改めることが大切だと思っています。

帰宅後はテレビをつけずにやるべきことを先に済ませ、早く眠ることを、子どもにしっかり教え、習慣づけるのです。

「就寝時間を決め、時間が来たらふとんに連れて行き、本を読み聞かせ、部屋を暗くして眠らせる」。


この一連の行動パターンを何度も繰り返せば、子どもの脳は「夜、この行動を経て眠りにつくのだ」と記憶するようになり、やがて時間がくれば、自然と眠れるようになるはずです。

子どもの睡眠に関して、もうひとつ見直していただきたいのが、「昼寝」の習慣です。家庭でも、保育園などでも、昼寝の時間を設けているところは多いと思いますが、実は昼寝は必ずしも必要ではありません。

逆に、昼寝をさせることで、夜の睡眠に影響が出てしまうこともあります。

大人同様、子どもも、生体リズムや昼食後の血糖値の変化の影響を受け、午後2時から3時ごろに眠くなりますが、その時間を乗り越えることができれば、子どもは昼寝をしなくても、活動を続けることができます。

その結果、夜の7～8時ごろには眠気がやってきて、自然と眠りにつくはずです。

ご年配の方のなかには、ご自身の過去の育児経験をもとに、「子どもにとって、昼寝は大切だ」とおっしゃる方もいますが、私は、**夜の睡眠の妨げになるようであれば、**

昼寝をさせる必要はないと思っています。

子どもに質のよい睡眠をとってもらうために必要なのは、「習慣のリストラ」です。大人と子どもが一緒になって、今まで当たり前のように繰り返していた習慣を見直し、早く眠るための新たな習慣づけを行わなければならないのです。

おわりに

睡眠に悩んでいる方を治療するにあたって、私がいつも心がけていることがふたつあります。

ひとつは、その人の睡眠の悩みを取り除くこと。

もうひとつは、その人の人生を幸せにする手助けをすることです。

睡眠は、日々の疲れを癒し、明日への活力をつくる大切なものです。

これがうまく機能しないことは、夢や目標を達成するための努力や思考がうまくできないことにつながります。

つまるところ、睡眠が足りないことが、その人が幸せになり、よりよい人生を送るうえで、大きな阻害要因になってしまうのです。

さらに言えば、それは社会全体にとっても大きな損失になります。

睡眠障害による、欠勤、遅刻、早退、作業効率などの「生産性の低下」や、「交通事故」を引き起こすリスクなどを加味すると、人が「眠れていない」ことによって生じる損失は、年間で3・5兆円にのぼるといわれています。

最近は睡眠に対しての意識が非常に高くなってきていますが、実際に悩んでいてもどうしていいかわからない、仕事がひと段落つけば眠れるようになるだろう、と軽く考え、何もしなかったり、後回しにしたりしている人もまだまだ多いように感じます。

本書では、脳と体の疲れの大半を取る力を持つ「深睡眠」の重要性から、深睡眠につながる「ぐっすりストレッチ」を提案させていただきました。

このストレッチは、簡単な動きと呼吸を行うことで「睡眠に欠かせないふたつの条件」を整え、手軽に眠りにつくための準備ができるストレッチです。

眠りに欠かせないひとつ目の要素は、深部体温の上昇と低下です。

眠りは、体の内部の体温である「深部体温」が上がり、それが下がることで起こりますが、このストレッチは、首をもんだり、腕をまわしたりすることで、深部体温を上げ、さらに足を曲げる動きで、深部体温の低下を促す力を持っています。

また、呼吸を行うことで、ふたつ目の要素である「副交感神経を優位にする」力も兼ね備えています。


これまでの睡眠関連の本では、睡眠によいといわれる、あらゆることをやってみましょうという提案が主でした。

しかし、本書では深睡眠につながり、誰でも毎日続けられることを第一に考え、「ぐっすりストレッチ」に焦点をしぼりました。


睡眠は毎日のことです。

「睡眠負債」という言葉が最近よく聞かれるようになりましたが、睡眠不足による体へのダメージは、1日ごとに、蓄積していき、それはなかなか解消されません。

もし、「あまり眠れていない」「最近眠っても疲れが取れないな」と感じているのなら、あなた自身の幸せのためにも、そして社会のためにも、今すぐにでも睡眠によいことをしていただきたいのです。

そして本書が、少しでもそのきっかけになれば、これほどうれしいことはありません。

白濱龍太郎

白濱龍太郎（しらはま・りゅうたろう）

睡眠、呼吸器内科、在宅医療の専門クリニック「RESM 新横浜」院長。筑波大学医学群医学類卒業。東京医科歯科大学大学院統合呼吸器病学修了。東京共済病院、東京医科歯科大附属病院を経て2013年に「RESM 新横浜」を開設。

「病気を予防し、健康で幸せな人生を送るために」との観点から睡眠の重要性をわかりやすく丁寧に説き、患者が心から満足できる睡眠を取り戻すための治療、指導を行う。

また、経済産業省海外支援プロジェクトに参加し、インドネシアなどの医師たちへの睡眠時無呼吸症候群の教育、医療のシステム構築や国内の睡眠医療がまだ十分に行われていない地域への睡眠センターの設立・運営にかかわるなど、治療以外でも睡眠医療の普及にも尽力している。

「ジョブチューン アノ職業のヒミツぶっちゃけます！」（TBS テレビ）、「林修の今でしょ！ 講座」（テレビ朝日）など、数多くのメディアに出演。「睡眠」の分野で今、もっとも注目を集める医師の一人。『病気を治したければ「睡眠」を変えなさい』（アスコム）など、著作も多数。

1万人を治療した睡眠の名医が教える
誰でも簡単にぐっすり眠れるようになる方法

発行日　2017年9月3日　第1刷
発行日　2020年9月28日　第17刷

著者　白濱龍太郎

本書プロジェクトチーム
企画・編集統括　柿内尚文
編集担当　小林英史、村上芳子
デザイン　小口翔平＋山之口正和＋岩永香穂（tobufune）
イラスト　石玉サコ
編集協力　井上幸、村本篤信
制作協力　平塚俊樹
校正　中山祐子
DTP　廣瀬梨江
営業統括　丸山敏生
営業推進　増尾友裕、藤野茉友、綱脇愛、大原桂子、桐山敦子、矢部愛、寺内未来子
販売促進　池田孝一郎、石井耕平、熊切絵理、菊山清佳、吉村寿美子、矢橋寛子、遠藤真知子、森田真紀、大村かおり、高垣真美、高垣知子
プロモーション　山田美恵、林屋成一郎

編集　舘瑞恵、栗田亘、大住兼正、菊地貴広
講演・マネジメント事業　斎藤和佳、志水公美
メディア開発　池田剛、中山景、中村悟志、長野太介、多湖元毅
総務　生越こずえ、名児耶美咲
管理部　八木宏之、早坂裕子、金井昭彦
マネジメント　坂下毅
発行人　高橋克佳

発行所　株式会社アスコム

〒105-0003
東京都港区西新橋2-23-1　3東洋海事ビル
編集部　TEL：03-5425-6627
営業部　TEL：03-5425-6626　FAX：03-5425-6770

印刷・製本　中央精版印刷株式会社

Printed in Japan ISBN 978-4-7762-0956-0

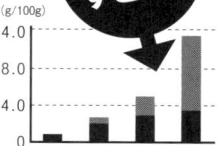

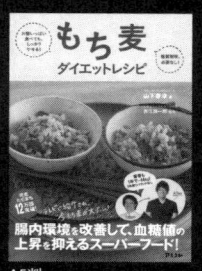

本書で紹介している
「ぐっすりストレッチ」
の動画がスマホ、タブレットなどで観られます！

本書を購入いただいた方はもれなく、本書で紹介している「ぐっすりストレッチ」のやり方を説明した動画をスマホ、タブレット、パソコンで観ることができます。

アクセス方法はこちら！

下記のQRコード、もしくは下記のアドレスからアクセスし、会員登録の上、案内されたパスワードを所定の欄に入力してください。
アクセスしたサイトでパスワードが認証されますと動画を観ることができます。

https://ascom-inc.com/b/09560

※通信環境や機種によってアクセスに時間がかかる、もしくはアクセスできない場合がございます。
※接続の際の通信費はお客様のご負担となります。